Lakshmi Ratnam / Uday Patel / Anna Maria Belli
Managing Common Interventional Radiology Complications
A Case Based Approach

介入放射学常见并发症处理
病例解析

<table>
<tr><td rowspan="3">主　编</td><td>拉克希米·拉特南</td></tr>
<tr><td>〔英〕乌代·帕特尔</td></tr>
<tr><td>安娜·玛丽亚·贝利尔</td></tr>
</table>

主　审　肖越勇　张金山

主　译　魏颖恬

天 津 出 版 传 媒 集 团
天津科技翻译出版有限公司

著作权合同登记号:图字:02-2015-210

图书在版编目(CIP)数据

介入放射学常见并发症处理:病例解析 / (英)拉
克希米·拉特南(Lakshmi Ratnam),(英)乌代·帕特
尔(Uday Patel),(英)安娜·玛丽亚·贝利尔
(Anna Maria Belli)主编;魏颖恬主译.—天津:天
津科技翻译出版有限公司,2022.4
书名原文:Managing Common Interventional
Radiology Complications: A Case Based Approach
ISBN 978-7-5433-4177-7

Ⅰ.①介… Ⅱ.①拉… ②乌… ③安… ④魏… Ⅲ.
①介入性放射学–并发症–处理 Ⅳ.①R81

中国版本图书馆 CIP 数据核字(2021)第 242601 号

Translation from English language edition:
Managing Common Interventional Radiology Complications
edited by Lakshmi Ratnam, Uday Patel and Anna Maria Belli
Copyright ⓒ 2014 Springer London
Springer London is a part of Springer Science+Business Media.
All Rights Reserved.

中文简体字版权属天津科技翻译出版有限公司。

授权单位:Springer-Verlag London Ltd.
出　　版:天津科技翻译出版有限公司
出 版 人:刘子媛
地　　址:天津市南开区白堤路 244 号
邮政编码:300192
电　　话:(022)87894896
传　　真:(022)87895650
网　　址:www.tsttpc.com
印　　刷:天津新华印务有限公司
发　　行:全国新华书店
版本记录:890mm×1240mm　32 开本　5 印张　150 千字
　　　　　2022 年 4 月第 1 版　2022 年 4 月第 1 次印刷
　　　　　定价:55.00 元

(如发现印装问题,可与出版社调换)

译者名单

主　审　肖越勇　张金山

主　译　魏颖恬

译　者　（按姓氏笔画排序）

马　丽　中国人民解放军总医院第一医学中心

马旭阳　中国人民解放军总医院第一医学中心

李　威　哈尔滨医科大学附属第四医院

李　竞　中国人民解放军总医院第一医学中心

何晓锋　中国人民解放军总医院第一医学中心

张　宇　清华大学玉泉医院

张　肖　中国人民解放军总医院第一医学中心

张　欣　中国人民解放军总医院第一医学中心

张师闻　中国人民解放军总医院第一医学中心

张忠亮　中国人民解放军总医院第一医学中心

张啸波　中国人民解放军总医院第一医学中心

孟凡银　中国人民解放军总医院第一医学中心

孟亮亮　中国人民解放军总医院第一医学中心

秦博宇　中国人民解放军总医院第一医学中心

郭兰坤　中国人民解放军总医院第一医学中心

满文玲　哈尔滨医科大学附属第四医院

薛晓冬　中国人民解放军总医院第一医学中心

魏颖恬　中国人民解放军总医院第一医学中心

编者名单

Robert P. Allison Department of Interventional Radiology, University Hospitals Southampton, Southampton, UK

Anna Maria Belli Department of Radiology, St. George's Hospital and Medical School, London, UK

Joo-Young Chun Department of Radiology, St. George's Hospital, London, UK

Raymond Chung Department of Radiology, St. George's Hospital, London, UK

Raj Das Department of Radiology, St. George's Hospital, London, UK

Andrew England Department of Radiography, University of Salford, Manchester, UK

Karen Flood Department of Vascular Radiology, Leeds General Infirmary, Leeds, UK

Marie-France Giroux Department of Radiology, CHUM-Centre Hospitalier de l'Université de Montréal, Montreal, QC, Canada

Richard G. McWilliams Department of Radiology, Royal Liverpool University Hospital, Liverpool, UK

Robert Morgan Department of Radiology, St. George's Hospital, London, UK

Nik Papadakos Department of Radiology, St. George's Hospital, London, UK

Jai V. Patel Department of Radiology, The Leeds Teaching Hospitals NHS Trust, Leeds, UK

Raf Patel Department of Radiology, The Leeds Teaching Hospitals NHS Trust, Leeds, West Yorkshire, UK

Uday Patel Department of Radiology, St. George's Hospital and Medical School, London, UK

Lakshmi Ratnam Department of Radiology, St. George's Hospital, London, UK

John Rose Department of Interventional Radiology, Freeman Hospital, Newcastle Upon Tyne Hospitals NHS Trust, Newcastle upon Tyne, UK

Reddi Prasad Yadavali Department of Radiology, Aberdeen Royal Infirmary, Aberdeen, UK

中文版前言

　　介入放射学是一门新兴的学科，在医学领域中具有不可替代的诊疗优势。近年来，随着人们不断认识到微创、精准医学在医疗领域的重要性，介入诊疗技术也逐渐受到更多医疗工作者的重视，越来越多的人开始了解和学习介入治疗手段。介入放射学包括经血管介入和经皮穿刺介入两种治疗路径，所涵盖的内容非常广泛，从良性疾病(如脓肿引流、血管疾病)的治疗到各种恶性肿瘤的治疗，都离不开介入治疗手段。介入诊疗技术以其微创、精准的优势逐渐受到广泛推广，从事介入治疗的医生也逐渐突破了学科的限制，加入介入诊疗的行列。在获得很好介入疗效的同时，我们更加重视并发症的预防与处理，介入治疗的临床实践中可能发生各种各样的并发症，能够及时发现并正确处理是每位介入工作者所必须具备的能力。

　　本书以病例的形式将介入治疗领域常见的并发症逐一列举，详细介绍了手术过程和某些并发症的处理原则，有利于读者了解和掌握处理技术。本书的原著者从事血管介入相关工作，书中主要以血管介入相关内容为主，对于非血管介入治疗相关并发症的处理略有欠缺，但足以为介入工作者尤其是从事血管介入的医生提供帮助。

参与本书的译者均为国内介入诊疗领域的专家及青年学者，感谢他们的辛苦付出，如有不妥之处，敬请批评指正！

2021 年 10 月 20 日于北京

前　言

　　尽管介入放射学属于新兴医疗学科，但在现如今的医疗领域中，介入放射技术早已迅速发展成为核心的医疗手段。目前介入放射手术应用范围广、开展数量多，且其技术手段先进，一直处于医疗领域内的领先地位。

　　无论是基础操作(如影像学引导的穿刺活检或置管引流)还是复杂手术(如超选择性动脉栓塞和腔内修复术)，介入放射手术的成功率都十分高。更重要的是，作为一种微创治疗技术，介入放射学与其他可替代的治疗手段(无论是外科还是内科)相比，具有更高的安全性。但尽管如此，在临床应用中还是会有相关的并发症发生。介入放射科医生不仅要知道这些并发症是如何发生的，更重要的是要具备迅速且安全地处理并发症的能力，这是每位介入医生的职责。尽管任何一种并发症都有其独有特点，但仍有共通之处。

　　本书采取病例分析形式，详细描述了每例患者并发症的处理方法以及最终结果，并在最后讨论部分深入分析了存在的问题以及处理原则和措施。部分章节还会对其他的可行处理办法进行介绍。希望该书能够为介入放射科医生提供有益的参考。

拉克希米·拉特南

乌代·帕特尔

安娜·玛丽亚·贝利尔

致　谢

　　感谢各位编者在书中分享他们的临床经验。感谢介入放射科所有同事的支持。最后,感谢家人和朋友们一如既往的支持和鼓励!

　　谨以此书献给我所有的老师!

目 录

病例 1

栓塞线圈卡入导管侧孔被取出 1 例

摘要

本病例主要讲述异位栓塞弹簧圈取出的基本技术。此外，还讨论了如何选择导管才能减少此类并发症的发生。

病史

患者男，28 岁，症状性左侧精索静脉曲张，建议行介入栓塞治疗。患者身体状况良好。阴囊超声检查提示左侧精索静脉曲张，但未见其他异常。

手术过程

超声引导下经右侧颈内静脉置入 6F 血管鞘。使用多功能导管(MPA)顺利超选至左侧精索静脉。使用 0.035 英寸(1 英寸 ≈ 2.54cm)导丝将 1 枚6mm×14cm 规格的 Nester 弹簧圈(Cook Medical)推送至导管远端。在开始推送时感觉到了轻微的阻力，但最后弹簧圈还是满意地释放了出来。但当继续推送第 2 枚相同规格的弹簧圈时，弹簧圈卡塞在导管的末端，不能成功释放。因此，必须将导管连同弹簧圈一起经血管鞘拔出。为了将弹簧圈脱落的风险降至最低，在拔出导管与弹簧圈之前先剪断了血管鞘的头部。拉出体外后，检查发现弹簧圈经导管的侧孔而不是端孔穿出。选择带侧孔的导管是工作疏忽。图 1.1 示弹簧圈一端经侧孔穿出，而另一端从端孔穿出，这是由于尝试用力将弹簧圈从导管中撤出所导致的。随后重新置入新的血管鞘，采用只有端孔的导管成功地将曲张静脉栓塞。

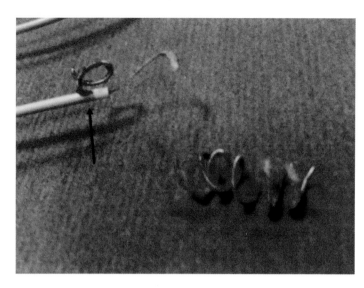

图 1.1   弹簧圈从导管的侧孔穿出（箭头所示），部分弹簧圈在撤出时被拉直。（扫码见彩图）

讨论

在进行弹簧圈栓塞治疗时，应用只有 1 个端孔的导管是很有必要的。手术医师应在导管插入体内之前检查导管是否只有端孔。在这个病例中，虽然可以很安全地将弹簧圈沿导管拔出，但有时弹簧圈会脱落到静脉系统中，必须依靠抓捕器才能将其取出。

总结

在进行弹簧圈栓塞治疗时，有时会因为各种原因而必须将弹簧圈取出。

如上所述，在进行弹簧圈栓塞治疗时，必须使用只有端孔的导管。假如弹簧圈卡在导管侧孔内，在将导管与弹簧圈拔出时，导管尾端应当连接大容量注射器，负压抽吸，从而将弹簧圈在拔出过程中脱落到血管中的风险降至最低。弹簧圈也有可能滞留于血管鞘的头端，这时很容易在靠近穿刺点时抓住，取出并不困难。

　　如果在弹簧圈部分释放时导管发生移位,将导管推回原位即可。如果无效,则应按照上文所述进行操作,将导管与弹簧圈全部拔出。

推荐阅读

Huggon IC, Qureshi SA, Reidy J, et al. Percutaneous transcatheter retrieval of misplaced therapeutic embolisation devices. Br Heart J. 1994; 72(5):470–5.

Marsh P, Holdstock JM, Bacon JL, et al. Coil protruding into the common femoral vein following pelvic venous embolization. Cardiovasc Intervent Radiol. 2008;31:435–8.

微信扫码

加入【读者社群】
领取【推荐书单】

病例 2

静脉系统内异物取出术

摘要

　　本病例描述了中心静脉置管术中导丝脱落到静脉系统内并被取出的过程。该技术相对简单,所有介入放射科医师都应掌握。

病史

　　患者男,80 岁,准备在行乙状结肠憩室穿孔修补术之前放置中心静脉导管,在没有透视引导下穿刺右侧颈内静脉,操作中不慎将导丝脱落入静脉系统,遂转入介入放射科,行急诊血管内异物取出手术。

手术过程

　　透视下可见导丝已经向下移位,其头端位于右侧股骨头水平上方,约为股静脉汇入髂外静脉的位置(图 2.1a)。

　　在超声引导下,行右侧股静脉穿刺,成功后置入 6F 血管鞘。

　　经血管鞘置入 10~15mm 可变直径的圈套器(PFM Medical),逐渐向前推动圈套器进入右侧股静脉,并到达髂外静脉套住导丝前端。然后将圈套器导管逐渐推进,并锁紧导丝。之后将导丝与圈套器一起拉进血管鞘,最终将其拉出体外(图 2.1b)。拔出血管鞘,用手压迫穿刺点止血。

讨论及要点

- 当将中心静脉导管送入体内时,必须将导丝尾端固定好。

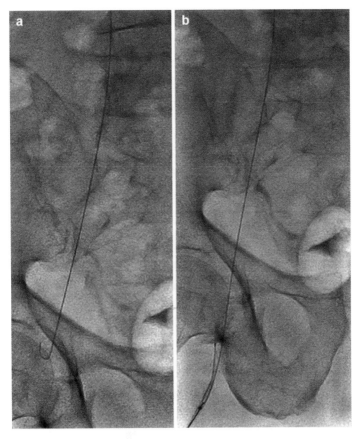

图 2.1　(a)导丝前端已移位至右侧股骨头水平;(b)捕获的导丝被拉入血管鞘。

- 如果导丝或其他装置脱落至体内, 首先应联系介入放射科医师行急诊手术。
- 目前系用圈套器是取异物的主要方法, 但在文献中也报道了许多其他新技术的应用。
- 介入放射科医师应该熟练掌握该技术,并熟悉不同的圈套器。

总结

圈套器或鹅颈式圈套器通常用于取出血管内异物, 因其没有尖锐边缘并且相当光滑、柔软,所以非常安全。圈套环在展开时与其长轴成直角,易于抓捕异物。篮式和钳式圈套器头端较硬,可能会刺入血管壁,因此,使用时有一定风险性。

圈套器有不同的尺寸。圈套器大小的选择取决于被取出对象的大小和位置。应当事先考虑好所选择的血管鞘尺寸,因其必须要有足够的管径去容纳圈套器和被取出的异物。与该病例一样,如果导管或导丝的自由端在下腔静脉的中下段,异物保持竖直,捕获则相对简单。圈套器应在导丝下方打开,轻轻地沿导丝向前推进。当套住导丝以后,套环被锁紧,则整个组件将如上所述被取出。如果导丝未在圈套器内,简单地重复上述过程,通过旋转扭控来改变圈套器的位置,直到导丝被圈套器套住。

当异物不方便抓捕时,可以设法使其移位到有足够空间的区域使圈套环充分展开。最常见的被取出的异物是断裂在心脏中的导管。可以使用猪尾导管将这些异物拉入下腔静脉。推进猪尾导管靠近其断端,通过旋转猪尾导管或使用导丝使猪尾导管在异物上成形,从而套住异物,然后将其拉入下腔静脉中。在下腔静脉中圈套器更容易抓住异物的游离端。

对于中空和垂直成角的物体(例如支架),可以采用"同轴"圈套技术。将圈套环先套在1根导丝上,然后一起进入血管鞘中。首先将导丝从管状异物的中间穿过。随后圈套环沿导丝推进,穿过异物之后,释放圈套器套住异物,然后收紧圈套器,这样圈套环就可以很好地固定异物,并沿导丝下行。通过上述操作可以使异物与血管鞘准确对接,从而便于取出。

圈套技术相对容易掌握,具有较高的成功率和较低的并发症发生率。

推荐阅读

Carroll MI, Ahanchi SS, Kim JH, et al. Endovascular foreign body retrieval. J Vasc Surg. 2013;57(2):459–63.

Schechter MA, O'Brien PJ, Cox MW. Retrieval of iatrogenic intravascular foreign bodies. J Vasc Surg. 2013;57(1):276–81.

Woodhouse JB, Uberoi R. Techniques for intravascular foreign body retrieval. Cardiovasc Intervent Radiol. 2013;36(4):888–97.

病例 3

联合应用球囊和抓捕器抓捕移位的上腔静脉支架

摘要

　　本病例描述的是抓捕已移位的上腔静脉(SVC)支架并使其复位,以及处理此类并发症的各种技巧。

病史

　　患者男,33 岁,拟行双上肢静脉和中心静脉造影术以明确是否存在潜在的动静脉瘘。该患者患有反流性肾病继发的慢性肾衰竭,还有复杂的外科手术史,包括失败的肾脏移植术和多次肢体动静脉造瘘术。

　　静脉造影示外周静脉循环较差、左侧锁骨下静脉闭塞、SVC 远端狭窄伴有粗大的奇静脉引流。患者将接受 SVC 支架置入术以利于后续的右上臂动静脉造瘘(透析分流通道)。

手术过程

　　在超声引导下通过微穿套件行右侧锁骨下静脉穿刺置管。在 SVC 远端,1 个约 1cm 长的局限性狭窄清晰可见,应用 8mm 球囊预扩(图 3.1a,b)。在此处置入 1 个 16mm×60mm 支架,支架最后扩张到 12mm(图 3.2a)。

　　由于需要持续透析,而双侧颈内静脉和左侧锁骨下静脉闭塞,只能尝试从右侧锁骨下静脉置入中心静脉导管。但这个过程比预想的艰难,中心静脉导管沿导丝引入困难,双腔中心静脉导管推进时导致 Wallstent 支架移位,随

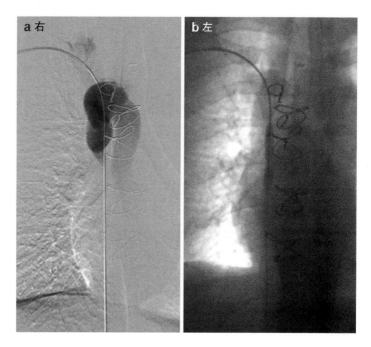

图 3.1   (a)SVC 远端狭窄；(b)扩张球囊确定狭窄长度。

后支架脱落至右心房(图 3.2b)。

在这种情况下,立即经右侧股静脉穿刺入路置入 14F 血管鞘。经右侧锁骨下静脉引入 1 根导丝,并且使导丝穿过支架腔,然后通过股静脉血管鞘在下腔静脉内抓捕导丝并将其拉出。

预先将 25mm 鹅颈抓捕器套装在 1 个 18mm 球囊导管上, 球囊沿导丝引入并穿过支架(图 3.3a)。在支架内将球囊部分充盈,鹅颈抓捕器沿部分充盈的球囊上行,然后自下而上从支架外面穿过并收紧支架(图 3.3b)。

然后将支架、抓捕器、球囊的组合件从右心房同时回撤,进入右侧髂静脉内(图 3.3c)。之后将支架置于右侧髂静脉内,并扩张到 12mm 宽度,确保支架在此处安全。最后,从右侧股静脉插入透析导管,使导管穿过支架,顶端置于下腔静脉内进行透析,直到另外的透析通道完成。

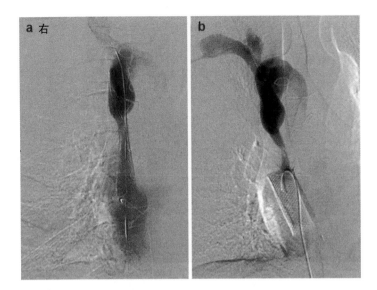

图 3.2　(a)支架展开后的位置；(b)右心房内移位的支架。

讨论

支架置入是治疗 SVC 狭窄的最佳手段，尤其是在恶性肿瘤引起的 SVC 狭窄中更为常用。SVC 梗阻的症状包括呼吸困难、吞咽困难、头痛和认知功能降低，临床体征包括手臂、颈部和面部肿胀，以及胸壁和颈部静脉充血扩张。急诊介入用来改善意识障碍和呼吸困难。现在 SVC 支架的适应证已经扩展到用于治疗良性疾病，如血液透析导管导致的中心静脉狭窄。所以，SVC 支架可以用于能够治愈或缓解症状的恶性肿瘤患者，以及预期寿命较长的良性疾病。

SVC 支架置入的总体并发症发生率为 5.8%~7%，包括再狭窄和血栓形成、SVC 破裂、心包填塞、肺栓塞或梗死、支架移位、心力衰竭、呼吸衰竭、急性肺水肿、出血、咯血、鼻出血、喉返神经麻痹和感染。据报道，约 2% 的患者会出现支架移位的情况，除非支架被取回重新复位并且保持稳定，否则患者有潜在的生命危险。

为了减少支架移位的风险，支架植入技术包括：支架应置于远心端，且

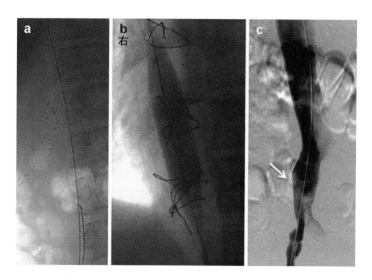

图 3.3　(a)抓捕器安装在球囊导管外端作为 1 个整体沿着导丝进入;(b)将球囊部分扩张,抓捕器圈套易滑过球囊锥形接口越过支架;(c)支架最后置入右侧髂静脉内(箭头所示)。

避免置于较大的转弯处。适当增加大尺寸的支架对血管壁的径向支撑力。另外,保证支架中心部分形成轻微"腰形"凹陷,使支架两端轻度扩张并嵌入血管壁也可以防止支架移位。

取回技术取决于支架最后的位置和术者抓捕支架的能力。

支架一旦移位到右心房,应尽快建立上下两个静脉穿刺入路,用 1 根导丝从一端穿刺鞘进入,穿过支架中心,然后从另一端穿刺鞘穿出,这样移位的支架就暂时被导丝固定。穿刺一般是右侧颈内静脉和股总静脉入路。其有助于防止支架进一步移位进入右心室和肺动脉流出道。一旦固定完成,就为之后的取出手术创造了更多可能性。

- 如上述病例,使用 1 个球囊以辅助抓捕支架。
- 利用多个支架重叠技术来稳定移位的支架,这样即可在上腔静脉和下腔静脉之间形成 1 个支架"桥"。
- 用 1 个 25mm 的 Amplatz 鹅颈式抓捕器(Bard)越过稳定的导丝直接抓捕支架,并且重新定位于髂总静脉内。
- 如果用鹅颈抓捕器抓捕失败,可用血管内活检钳抓住支架的末端,并使其移动到较大直径的血管内即可。

成功捕捉后,将支架从血管鞘拔出来也很困难,因此,可以将支架置于 1 个安全的位置,例如髂静脉。也可通过另外 1 个穿刺点,再推进 1 个抓捕器,抓住支架另一端,把支架拉长,使支架变得细长以利于取出。或者是通过外科静脉切开术取出移位的支架。

要点

- 支架的长度应超过闭塞两端至少 10mm。
- 支架置入后应立即充分扩张以紧贴血管壁,而不单是依靠支架内在的径向支撑力。
- 介入和外科手术两种方法的联合,在确保支架安全取回方面至关重要。对一些特殊病例,同时要保证重要静脉入路的通畅,因其将来可能面临更多的血管入路手术。

总结

SVC 支架置入通常是一个简单的过程,但支架移位是介入医师最常见到的并发症。在支架取出之前,必须先固定支架,确保导丝通过支架以避免其滑向右心房。理想情况下,应该将其重新定位,如果导丝位置依旧稳定,从 SVC 到 IVC 做成支架"桥"也并不难。如果支架位置不稳定,可以在头臂静脉中用另 1 个支架贴紧固定 SVC 支架,这可以防止后期支架移位。

推荐阅读

Taylor JD, Lehmann ED, Belli A-M, Nicholson AA, Kessel D, Robertson IR, Pollock JG, Morgan RA. Strategies for the management of SVC stent migration into the right atrium. Cardiovasc Intervent Radiol. 2007;30:1003–9.

Uberoi R. Quality assurance guidelines for superior vena cava stenting in malignant disease. Cardiovasc Intervent Radiol. 2006;29:319–22.

病例 4

中心静脉透析导管体内分离部分取出术

摘要

　　本病例描述了如何取出中心静脉透析导管体内分离部分，也描述了如何根据残留物材质的不同选择取出方法。

病史

　　患者女,67 岁,有慢性肾病病史,曾多次行人工动静脉造瘘术,但瘘口最终均闭塞,无法进一步建立新的透析分流通道。在患者右侧锁骨下静脉放置了 1 个 Dialock 装置,以进行血液透析。6 周后,右侧锁骨下置入的装置不能正常透析,故手术取出。然而术中只取出了该装置的一段管腔。胸部 X 线片提示,其余的导管从主体导管分离,滞留在右侧中心静脉内。经认真讨论后,决定通过血管内技术取出该残留导管。

手术过程

　　将 12F 血管鞘置入右侧颈内静脉,静脉造影显示断裂导管的近端嵌入右侧头臂静脉的血管壁(图 4.1a),其远端游离于右心房内。为了松解该导管的近端,先用 1 个鹅颈抓捕器抓住导管远端,并牵拉使其进入右心房。然后松开抓捕器,并移动抓捕器再次抓住导管近端,使其能够通过血管鞘取出。然而, 由于抓捕器造成了断裂导管轻度倾斜, 导致取出失败。随后采用 Berenstein 鞘及 Terumo 导丝,推入导引导管,设法使 1 根交换导丝从断裂导

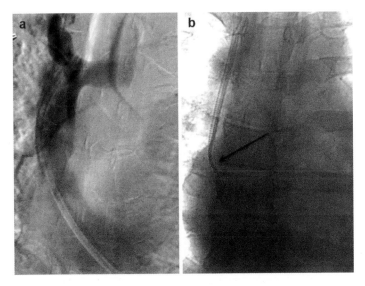

图 4.1　(a)静脉造影显示断裂导管的近端嵌入右侧头臂静脉的血管壁,其远端游离于右心房内;(b)1 根造影导管从断裂导管的腔内穿过(箭头所示)。

管的中央管腔通过(图 4.1b),交换 1 个 2mm×10cm 低剖面的球囊,使之沿导丝进入断裂导管的管腔并充盈球囊(图 4.2a)。然后将鹅颈抓捕器穿过球囊导管,抓捕断裂导管近端(图 4.2b)。通过球囊导管使断裂导管的近端与血管鞘同轴对准,从而将断裂导管拉至血管鞘内,进一步取出。

残留部分被取出后,再植入 1 个"Tesio"隧道管装置来进行血液透析。

讨论

当动静脉造瘘手术失败时,通常会通过中心静脉导管进行血液透析。术后感染仍是中心静脉置管的主要并发症。为了降低感染率,植入性的透析导管有利于进行长期的血液透析。"Dialock"即为这类装置,其包括皮下管腔及与之相连的两个加固的端口管腔。端口的管腔是不可弯曲的,因此,需要通过锁骨下静脉通路置入。这种装置除了一些常见的并发症,如纤维鞘以及导管周围血栓形成致导管阻塞等,还有特殊并发症,即这种装置有潜在的端口管腔与皮下管腔分离的可能。

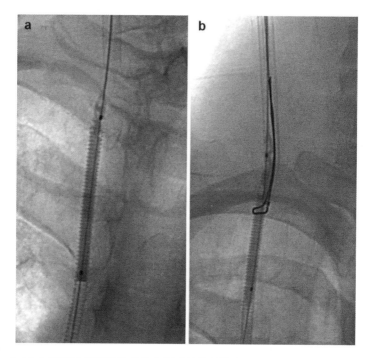

图 4.2　(a)1 个低剖面球囊沿导丝进入断裂导管的管腔并充盈球囊。通过球囊导管使断裂导管的近端与血管鞘同轴对准;(b)使鹅颈抓捕器穿过球囊导管,抓捕断裂导管近端,分离的透析导管整个被拉入静脉鞘内并取出。

　　临床上许多患者需要静脉置管。大多数的置管装置非常柔软,一旦出现导管分离,也便于通过抓捕器取出。像"Dialock"装置这样管口末端坚硬的装置,需要进行技术的调整,以便通过血管内技术顺利取出。上述病例表明,可通过调整取出技术来取出这种分离的端口管腔装置,以避免外科手术。

要点

　　● 静脉导管的残留片段、端口及导丝等异物不能留在原处,因其可能会迁移至肺动脉,造成心脏或血管的穿孔。

　　● 需要对导管/输液港的类型有充分了解, 标准端口的导管,如 Portacath,因其游离端足够柔软,能弯曲,故可抓捕其自由端,通过较大口径的血管鞘将其取出。

- 像"Dialock"装置这样有加固的端口、不易弯曲的导管,在取出的过程中,需要在技术方面做出调整,使管腔近端端口与血管鞘的管腔同轴对齐。
- 血管成形球囊,因其有"肩样"末端,有利于将 1 个较硬的导管与血管鞘之间进行对接,从而顺利取出异物。
- 将血管鞘的尖端斜切,可能有利于异物取出。

总结

对于介入放射科医师来说,从静脉或动脉系统取出异物是一项基本技能,因为进行外科手术损伤相对较大。

静脉系统的异物可进入肺动脉,可能导致感染、心肌和瓣膜的穿孔、心律失常甚至死亡,故需将其取出。

取出异物的方法有很多。柔软的导管可被抓捕,然后撤回至 1 个较大的血管鞘内即可取出。还可以将鞘孔斜切开,有利于取出异物。如果异物较坚硬,可能不易进入血管鞘,上文描述了将其取出的方法。联合应用球囊导管和圈套抓捕器的方法也可用于抓捕不规则的支架,或如上文所述的有中空管腔的异物。

推荐阅读

Cahill AM, Ballah D, Hernandez P, Fontalvo L. Percutaneous retrieval of intravascular venous foreign bodies in children. Pediatr Radiol. 2012;42(1):24–31. doi:10.1007/s00247-011-2150-z. Epub 2011 Dec 17.

Cheng CC, Tsai TN, Yang CC, Han CL. Percutaneous retrieval of dislodged totally implantable central venous access system in 92 cases: experience in a single hospital. Eur J Radiol. 2009;69(2):346–50.

Surov A, Wienke A, Carter JM, Stoevesandt D, Behrmann C, Spielmann RP, Werdan K, Buerke M. Intravascular embolization of venous catheter–causes, clinical signs, and management: a systematic review. J Parenter Enteral Nutr. 2009;33(6):677–85.

病例 5

中央静脉导管穿入纵隔

摘要

　　本病例讨论了错误放置的中央静脉导管的处理方法，以及如何确定其不在预定位置的影像学诊断等技术问题。

病史

　　患者女,48 岁,在超声引导下穿刺右侧颈静脉行双腔中心静脉透析导管(CVC)(Tesio® Medcomp)置入。置管后,管中无回血。常规胸部 X 线图像显示中心静脉导管的位置过于靠近边缘(图 5.1a),似乎不在预定的放置位置,随后的造影检查也证实了这一点。

手术过程

　　通过注射造影剂可发现造影剂经导管的两个内腔渗出到右侧胸腔内(图 5.1b)。急查胸部 CT 证实导管位于血管腔外,但是无法确定导管穿出血管的确切部位(图 5.2a)。

　　动脉造影(图 5.2b)未显示动脉损伤。尽管静脉造影(图 5.2c)怀疑是经右侧头臂静脉穿出血管壁,但穿孔部位仍不能确定。

　　在与心胸外科手术小组进行讨论之后,将 Atrium Advanta™ V12 球囊扩张覆膜支架置入右侧头臂静脉。置入支架时,注意避免覆盖对侧头臂静脉,支架置入比较顺利,再次造影也未发现出血征象,但移除静脉导管后,C 臂CT 显示右侧胸腔积液量增加。紧急联系心胸外科医师,并置入胸腔引流管。

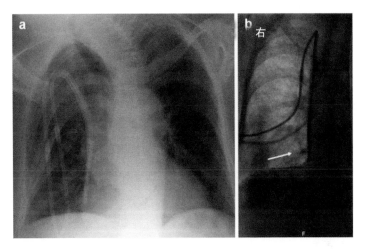

图 5.1　(a)胸部平片显示中央静脉导管的位置过于靠近纵隔边缘；(b)造影剂外渗到胸腔内(箭头所示)。

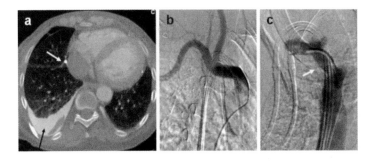

图 5.2　(a)胸部 CT 显示中心静脉导管位于腔静脉外侧,尖端位于下部内侧胸膜腔内(白箭所示)。胸膜间有相应的造影剂、血肿(黑箭所示)及少量气胸；(b)动脉造影未见动脉损伤；(c)静脉造影未显示出准确的穿孔部位,但可以看到来自头臂静脉的造影剂外渗(箭头所示)。

胸外科医师行紧急后外侧开胸手术, 发现穿孔位置位于右侧头臂静脉和 SVC 的交界处,于术中同时进行修复。患者术后 6 周出院,未出现其他远期并发症。

讨论

　　血胸是已知的中心静脉导管置入的严重并发症，死亡风险比中心静脉导管其他并发症高。继发于动脉损伤的血胸是最常见的原因,有很多病例报道应用血管内支架术可成功止血。

　　静脉损伤导致的血胸罕见,文献所描述的损伤部位包括 SVC、锁骨下和头臂静脉。这些并发症是由导丝或扩张器对血管壁的直接损伤引起的。由于出血后静脉血管痉挛且其静脉压较低，静脉损伤不太可能与动脉损伤一样表现为快速或明显的失血，因此常被低估。这可能意味着这种损伤很少被发现,所以其真实的发病率是未知的。动脉损伤在文献中更为常见。文献报道,使用覆膜支架和血管闭合装置可成功处理动脉穿孔。

　　既往有研究报道,置入中心静脉导管导致 SVC 穿孔并成功完成血管内支架置入。在这例报道中我们对支架置入的尝试是不成功的,因为当时未明确诊断是头臂静脉和 SVC 交界处的穿孔，所以支架的位置未覆盖穿孔部位。此外,选取的支架孔径不合适也可能是治疗失败的 1 个因素。

　　回顾治疗过程,一些其他的技术也可以用来解决此类问题。例如,可以在撤出导管的同时注射造影剂,以确定穿孔的确切位置,随后进行更准确的支架置入。也可以在置入支架后,撤出导管。如果持续出血或支架未达到最佳的覆盖范围,那么应再次置入支架。或者,如果穿孔部位尚未明确,则可以考虑在近端补充 1 个支架以达到最大覆盖范围,但是这样做存在覆盖对侧静脉的风险。

　　我们随后制订了管理中心静脉导管相关严重并发症的方案,并建议介入放射科医师与心胸外科医师之间应加强沟通。

要点

　　• 要清楚意识到,继发于中心静脉导管置入的静脉穿孔可以导致严重并发症的发生率和死亡率升高。

　　• 在使用 X 线和 CT 进行早期诊断前,处理出血前不应撤出中心静脉导管。

- 如果介入治疗不能阻止出血,应尽快联系心胸外科医师。
- 只有在置入支架之前或期间并且已经确定穿孔的确切位置后, 才能将导管撤出。
- 如果继续出血,准备使用多个覆膜支架。

总结

放置中心静脉导管的并发症日益受到重视。本例患者, 因为穿孔位于SVC 的交界处,覆膜支架未覆盖病变。静脉直径的变化幅度较大可能是选择覆膜支架的难点。然而,通过注射造影剂的同时移除导管,有助于确定穿孔的确切位置。如果连续 2 枚支架都未能成功封堵,可以在等待心脏外科手术期间临时用 1 枚球囊封堵出血点,以减少出血。目前,动脉闭合装置已经成功地用于动脉内,但在静脉内不常应用。

推荐阅读

Azizzadeh A, Pham MT, Estrera AL, Coogan SM, Safi HJ. Endovascular repair of an iatrogenic superior vena caval injury: a case report. J Vasc Surg. 2007;46(3):569–71.

Domino KB, Bowdle TA, Posner KL, Spitellie PH, Lee LA, Cheney FW. Injuries and liability related to central vascular catheters: a closed claims analysis. Anesthesiology. 2004;100(6):1411–8.

Guilbert MC, Elkouri S, Bracco D, Corriveau MM, Beaudoin N, Dubois MJ, Bruneau L, Blair JF. Arterial trauma during central venous catheter insertion: case series, review and proposed algorithm. J Vasc Surg. 2008;48(4):918–25.

Shetty SV, Kwolek CJ, Garasic JM. Percutaneous closure after inadvertent subclavian artery cannulation. Catheter Cardiovasc Interv. 2007; 69(7):1050–2.

病例 6

经皮注射凝血酶治疗股动脉假性动脉瘤

摘要

　　本病例描述在超声引导下注射凝血酶治疗股动脉置管导致的假性动脉瘤,并描述了假性动脉瘤的影像学诊断与术后随访。

病史

　　患者男,74 岁,主诉有胸痛和气短。心电图证实为急性 ST 段抬高型心肌梗死。急诊经右侧股动脉置管行冠状动脉造影,并采用血管成形术和支架置入治疗冠状动脉左前降支的显著狭窄。术程顺利。

　　术后在心脏重症监护室的第 3 天,右侧股动脉穿刺区域可见广泛性瘀斑,并且注意到患者的血红蛋白在术后第 3 天从术后的 114g/L 下降至 87g/L。考虑出现了穿刺部位的并发症,如腹膜后血肿或假性动脉瘤,并紧急进行 CT 增强扫描(图 6.1)。结果证实右侧髂外动脉和股动脉交界处可见大小 3.4cm×2.8cm 的假性动脉瘤。紧急实施超声引导下的假性动脉瘤内凝血酶注射。

手术过程

　　彩色多普勒超声提示股动脉穿刺点附近低回声区,有特征性双向血流并与浅在动脉相通,符合假性动脉瘤的表现(图 6.2a)。决定在超声引导下进行凝血酶注射治疗。在开始手术之前,监测患者血氧变化。消毒后在

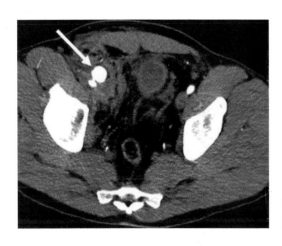

图 6.1　增强 CT 显示右髂外/股动脉交界处的假性动脉瘤(箭)。

超声引导下,将 20G 穿刺针穿刺入假性动脉瘤囊内,并在持续的彩色多普勒超声监测下缓慢注射 400IU 人凝血酶(0.4mL,1000IU/mL)。当假性动脉瘤形成血栓时,停止注射(图 6.2b)。连续测定大踇趾脉搏血氧饱和度不变,并且监测周围脉搏和灌注以排除远端栓塞。患者术后卧床休息继续观察,第二天复查超声,确认假性动脉瘤完全形成血栓,载瘤动脉保持通畅。

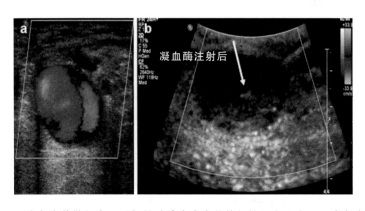

图 6.2　(a)彩色多普勒超声显示假性动脉瘤囊中的特征性双向血流;(b)彩色多普勒超声显示位于假性动脉瘤囊内的穿刺针尖(箭),并且在完成凝血酶注射后假性动脉瘤囊内血流立即完全消失。(扫码见彩图)

讨论

　　医源性假性动脉瘤是由动脉穿刺部位止血不充分导致的。来自穿刺部位的血液外渗至筋膜围绕的血管周围软组织中形成搏动性囊腔，但不包含在血管壁的任何一层上。假性动脉瘤形成的危险因素是穿刺和压迫技术不适当。当动脉不能被压迫至股骨头时，表浅低位或者深部的股动脉穿刺更容易发生假性动脉瘤。在腹股沟韧带上方部位的穿刺也可能发生，更危险的是在检测到任何症状之前，可能有更大的腹膜后血肿已经积聚在盆腔中。假性动脉瘤形成的其他危险因素有：使用抗凝剂和溶栓剂、使用较大尺寸的血管鞘(>7F)、肥胖和高血压病等。

　　当有搏动性腹股沟肿块时，应怀疑有假性动脉瘤形成，采用多普勒超声很容易确诊。

　　传统治疗方案有：超声引导压迫止血、超声引导凝血酶注射和手术。小的假性动脉瘤(囊直径<2cm)，如果没有其他不良反应，如皮肤损伤、邻近神经和血管结构的压迫、远端栓塞、持续性疼痛或感染，应保守治疗，并每隔7~10天复查一次超声。超声可对假性动脉瘤颈部进行压迫，并监测假性动脉瘤囊内血栓形成。然而，这种技术很容易失败，复发率高，特别是应用抗凝治疗的患者，并且过程也是漫长和痛苦的(无论是对于患者还是术者)。

　　超声引导凝血酶注射是一种治疗假性动脉瘤快速、无痛、可靠和安全的方法，即使是对于应用抗凝治疗的患者也同样适用。这是大多数股动脉假性动脉瘤的首选治疗方式。据报道，人凝血酶注射相关的并发症是罕见的，并发症包括载瘤血管血栓形成和远端栓塞。为了防止出现这种情况，将非常小量的凝血酶(0.1mL)缓慢注入囊中，直到彩色多普勒超声显示假性动脉瘤和相邻瘤颈部血栓形成。其对于具有较窄和较长颈部的假性动脉瘤是最有优势的，对于具有短而宽颈部的假性动脉瘤，可以在凝血酶注射期间同时在载瘤动脉中用球囊辅助。注射凝血酶存在严重的全身过敏的风险，先前使用牛凝血酶的患者比重组人凝血酶的患者更有可能过敏，虽然这种情况并不常见，但潜在的严重并发症可能是由于反复应用牛凝血酶导致人凝血酶和因子 V 发生交叉反应后形成抗体，从而导致凝血异常。

当重复微创治疗失败,或经皮治疗为禁忌,或出现皮肤受损、神经和血管压迫或感染等情况时,才考虑外科手术治疗股动脉假性动脉瘤。

要点

* 动脉穿刺和随后的压迫过程中,操作要加倍小心,这样有助于预防医源性假性动脉瘤的形成。
* 如果临床怀疑假性动脉瘤,应用彩色多普勒超声很容易诊断。
* 超声引导凝血酶注射是治疗股动脉假性动脉瘤的方法之一,其快速、无痛、安全、可靠。
* 注射凝血酶引起血栓形成或远端栓塞的并发症少见,并可以通过在持续彩色多普勒超声监测下小剂量注射凝血酶来避免。
* 对于颈部短而宽的假性动脉瘤可以使用相同的技术进行治疗,但是一些操作者更喜欢在凝血酶注射期间于载瘤动脉中放置闭塞性球囊进行保护。

总结

一般情况下,直径<2cm 的假性动脉瘤可能自发血栓形成,除非有症状,否则不需要治疗。凝血酶注射的治疗剂量是依据假性动脉瘤颈及瘤体大小决定的,并无绝对的标准。

如果动脉瘤颈部非常宽,注射时可以在载瘤动脉内用球囊辅助。在这个病例中,我们穿刺了对侧股动脉并置入鞘管,将导丝越过假性动脉瘤。沿导丝引入 1 个合适的球囊并在动脉瘤处充盈球囊,使用上述技术进行假性动脉瘤的经皮注射凝血酶,直至完全形成血栓。10min 后排空球囊,进行血管造影。如果动脉瘤仍能充盈,则重复该过程。

推荐阅读

Morgan R, Belli A-M. Current treatment methods for postcatheterization pseudoaneurysms. J Vasc Interv Radiol. 2003;14:697–710.

Weinmann EE, Chayen D, Kobzantzev ZV, Zaretsky M, Bass A. Treatment of post-catheterisation false aneurysms: ultrasound-guided compression vs ultrasound-guided thrombin injection. Eur J Vasc Endovasc Surg. 2002;23:68–72.

微信扫码

加入【读者社群】
领取【推荐书单】

病例 7

血管成形术后股浅动脉血栓形成

摘要

　　本病例回顾了处理血管成形术后急性血栓形成的不同方法。除了血栓抽吸技术之外,还介绍了溶栓方案。

病史

　　患者男,58 岁,重度肥胖,因左足静息痛就诊。既往病史有胰岛素依赖型糖尿病、高血压和高脂血症。由于患者体型过大,无法进行 MR 扫描。下肢多普勒超声检查显示左侧股浅动脉中段狭窄,计划行血管腔内成形术。

手术过程

　　患者的体型偏大且腹股沟区褶皱,导致手术时导管不能从股动脉进入。因此选择超声引导的左肱动脉入路。由于受患者的体型限制,90cm 4F 长鞘只能到达主动脉分叉处。当时最长的 4F 导管, 是 1 根 125cm 的 Berenstein 导管,也只能到达股总动脉。造影可见股浅动脉中段局限性狭窄。应用 0.018 英寸导丝穿过(图 7.1a)狭窄段,在动脉内注射 3000IU 肝素,仅有的能到达狭窄病变的球囊(4mm×20cm 血管成形球囊),只能应用于扩张狭窄近/中段(图 7.1b)。

　　球囊扩张后行血管造影显示股浅动脉中段血管成形处有新的血栓形成(图 7.1c)。血栓抽吸导管或长鞘都不能到达血栓部位,也没有适合的支架可以到达血栓处。患者也不适合外科手术。再次给患者推注 5000IU 肝素,随后

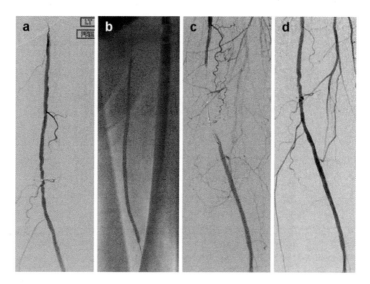

图 7.1   (a)股浅动脉中段局限性狭窄;(b)应用 4mm×20cm 球囊扩张狭窄段;(c)血管成形术后股浅动脉中段血栓形成,远端血流减少;(d)缓慢推注 10mg tPA 后,股浅动脉中段血流恢复。

通过股浅动脉中的导管向血栓缓慢注入总共 20mg 重组组织型纤溶酶原激活物(rtPA)。rtPA 推注后股浅动脉恢复血流(图 7.1d);然而,股浅动脉的血栓向远端迁移到小腿动脉的近端(图 7.2a)。患者足部皮温低,但不是很严重。在进行相关检查并与血管外科医师讨论之后,给予患者持续低剂量 rtPA 导管内输注(1mg/h),并在重症护理病房(HDU)监测生命体征。第二天早上,溶栓输注开始后 15h, 行血管造影显示小腿动脉中大部分的血栓已经被清除,血流明显改善,有两条血管血流能充盈至踝关节及足部,并且足部皮温恢复(图 7.2b,c)。在胫-腓动脉干中仍然存在少量血栓,但治疗结果已经很令人满意。鉴于临床症状改善,停止输注溶栓药物。在接下来的几周里,患者左足疼痛得到改善。

讨论

血管成形术后的血栓形成是罕见的。如果远端灌注严重受损,血管内治疗的方法包括溶栓、血栓抽吸、血管成形术和支架置入术。当经血管内治疗

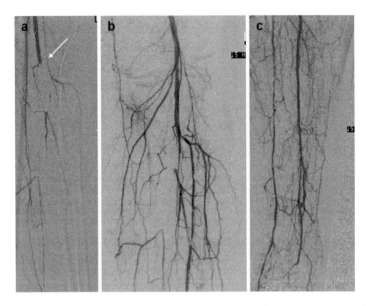

图 7.2　(a)推注 tPA 后远端小腿的动脉内出现血栓闭塞(箭头所示);(b)tPA 滴注 15h
后小腿血流部分恢复(胫腓干仍然闭塞);(c)tPA 滴注 15h 后,胫前动脉和胫后动脉血流
都能到达踝关节,临床症状好转,停止 tPA 滴注。

失败后,还应在早期阶段寻求手术治疗。如果严重狭窄导致动脉闭塞,则手
术获益不大,特别是存在肢体远端的血管闭塞,而组织仍可通过侧支循环有
效灌注时,进一步治疗也是没有必要的,但最终还要看临床症状改善情况。

　　rtPA 在英国是最常用的溶栓剂。当血栓中存在纤维蛋白时,rtPA 会激活
纤溶酶以分解血凝块。对新鲜血栓溶栓效果好。

　　虽然 rtPA 对于血栓具有相对特异性,但应该注意,溶栓,特别是以输注
的方式,会导致全身用药者存在潜在的出血并发症。需要注意溶栓的绝对和
相对禁忌证(表 7.1)。

　　可以通过导管将小剂量的 rtPA(5~10mg)直接注入血栓。如果血栓不能
很好地溶解,则 rtPA 可以在血栓中或邻近血栓的位置开始滴注。文献报道
过各种溶栓输注剂量方案(通常每小时 0.25~2mg rtPA),但目前没有证据证
实哪种方案更有优势,最好根据实际情况应用本单位常规应用的方案。

　　如果溶栓,最重要的是在合适的环境(如重症护理病房)中监测患者,以

表 7.1　溶栓的绝对和相对禁忌证

绝对禁忌证	相对禁忌证
活动性出血倾向	近 2 周内有大型外科手术/外伤/心肺复苏
近 2 周内有胃肠道出血	难以控制的高血压(收缩期>180mmHg)
近 3 个月内有开颅手术/颅外伤/出血	不易压迫的血管穿刺
性卒中	近期的眼科手术
	糖尿病视网膜病变
	肝衰竭
	妊娠

及时发现任何出血并发症。每间隔 6~18h 行血管造影检查,以评估病情进展情况,并确定是否需要进一步溶栓。溶栓剂输注通常不超过 48h。

溶栓期间可能发生血栓碎裂从而形成远端栓塞,通常可以进一步应用 rtPA 或其他血管内技术或手术治疗。血栓碎裂导致的栓塞可能更严重,会引起缺血相关并发症。如果血栓溶解后显示有潜在的病变,例如不稳定的斑块或夹层,溶栓后可能需要血管成形和支架置入。

血栓抽吸是一种有效的技术,可辅助溶栓。使用大孔径导管或长鞘直接接触血栓,同时将抽栓导管尽可能地推进到血栓内,并用 50mL 注射器进行抽吸。在保持抽吸的同时,抽栓导管从具有合适尺寸的可拆卸的鞘管中回撤。这种技术可以根据需要进行重复操作,但主要的缺点是在导管抽出过程中导丝不能保持在狭窄部位,并且还需要在较大的动脉进行穿刺,这样才能允许足够大的血管鞘(通常为 6~8F)通过。在这个病例中,由于导管不能到达血栓停留的部位,所以不能使用这种技术进行血栓抽吸。

尽管栓塞的风险不能被消除,并且有进一步形成血栓的可能,但血管成形术和支架置入术是治疗浅在血管病变以及防止远端栓塞的有效技术。如果血栓在主血管内但并不适用经皮血管内介入技术,或者伴随远端动脉栓塞不适合行血管内治疗,则应考虑外科手术取栓。

要点

• 血栓形成可以通过各种血管内技术治疗,包括溶栓、血栓抽吸、血管成形术、支架置入以及外科手术的方法。

• 如果可行介入治疗,应根据个体情况选择适合的血管内介入进行治疗,如果不行,可以进行溶栓治疗。

• 溶栓和血栓抽吸对新鲜血栓效果最好。

• 介入术者应熟悉所有的应急治疗技术,在必要时应用,同时要控制好其特定并发症。

• 应尽早考虑到需要外科手术干预的可能性,并对患者进行密切监测和检查,以确保及时发现任何病情恶化或并发症发生的情况,并进行适当的治疗。

总结

如作者所述,目前有多种方案可用于血栓治疗。我们的经验是通过导管将 5mg (5mL)tPA 直接注入血栓内。然后以 0.5mg/h 剂量输注 tPA,即将 2.5mL tPA 溶解在 47.5mL 的生理盐水中,然后以 10mL/h 的速率输注。更重要的是,同时持续静脉应用肝素输注。

关于如何给予溶栓药物的方法目前尚没有共识。尽管有各种输注导管和导丝均可使用,但我们的经验是,使用单孔导管通过 6F 血管鞘并将导管置于血栓内进行溶栓。目前尚未见文献报道多侧孔导管比单孔导管在溶栓时更有优势。

溶栓治疗,应尽量确保单次动脉穿刺成功,超声引导有助于实现这一目的,以避免在溶栓开始时因多次穿刺而导致穿刺部位出血。

推荐阅读

Cleveland TJ, Cumberland DC, Gaines PA. Percutaneous aspiration thromboembolectomy to manage the embolic complications of angioplasty and as an adjunct to thrombolysis. Clin Radiol. 1994; 49:549–52.

Hall TB, Matson M, Belli AM. Thrombolysis in the peripheral vascular system. Eur Radiol. 2001;11:439–45.

Kessel DO, Berridge DC, Robertson I. Infusion techniques for peripheral arterial thrombolysis. Cochrane Database Syst Rev. 2004;2004(1): CD000985.

Morgan R, Belli AM. Percutaneous thrombectomy: a review. Eur Radiol. 2002;12:205–17.

病例 8

血管成形术后股浅动脉破裂

摘要

本病例回顾了股动脉血管成形术后动脉破裂的处理方法，包括治疗原则，以及如何在术前预测和避免这种情况的发生。

病历

患者男，68 岁，因近期出现短距离的间歇性跛行而行右侧股浅动脉血管成形术。患者 10 年前行人工主动脉瓣膜置换，有冠状动脉搭桥术以及短暂性脑缺血发作的病史。目前规律口服阿司匹林 75mg/d，同时口服华法林，INR 值 1.4，血红蛋白和血小板计数都在正常范围内。

手术过程

右侧股总动脉顺行穿刺置入 6F 血管鞘，穿刺时阻力明显。血管造影提示股浅动脉的中远段存在 6cm 长的闭塞(图 8.1a,b)。由于存在大量钙化斑块，通过内膜下血管再通成功。

术后造影，在球囊扩张处可见造影剂外渗(图 8.2a)。应用球囊在漏口处进行短暂封堵，球囊压迫后仍有少量外渗。在斑块的近端可见残存的狭窄，因此，考虑再置入 1 枚裸支架(Bard Luminexx–6mm×80mm)。置入支架后，在破裂口附近仍有 1~2cm 的轻微外渗(图 8.2b)。

此时考虑置入覆膜支架止血，但是覆膜支架需要置入 1 个 8F 血管鞘。考虑到起初置入 6F 血管鞘操作困难，再交换 8F 血管鞘可能并不容易，最后

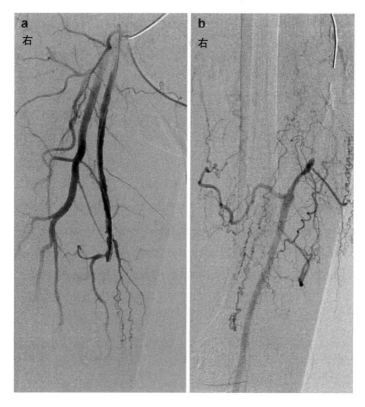

图 8.1　(a)右侧股浅动脉中段到(b)远端闭塞。

决定放弃置入覆膜支架,并在接下来的一天对患者行超声检查以监测出血。后期检查提示血管通畅,没有残余出血,不需要进一步干预,患者于第 2 天出院。

讨论

　　血管破裂是血管成形术后最严重的并发症。在外周血管中,由于周围软组织的压迫,血管破裂通常是自限性的;然而,如果在胸腔或腹部,血管破裂通常会危及生命。除了血管造影剂外渗的直接证据外,血管破裂临床体征包括患者感受的剧烈疼痛和血流动力学的变化等。

　　如果血管破裂是在外周循环中,并且轻微,那么可以选择保守治疗。如

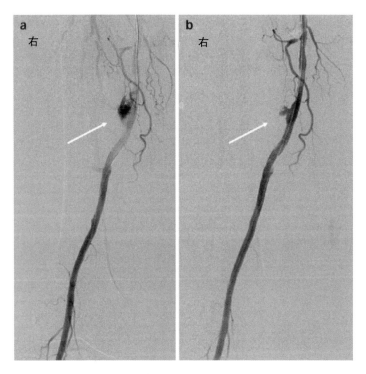

图 8.2　(a)右侧股浅动脉血管成形术处可见造影剂外渗(箭);(b)在右侧股浅动脉置入金属裸支架后可见少量的造影剂外渗(箭)。

果胸腔或腹部的血管破裂,则需要立即处理。处理时,首先将导丝穿过破裂的动脉,然后立即在血管破裂处用 1 枚合适的球囊扩张暂时封堵,以控制出血,再考虑放置覆膜支架。另一种选择是,进行该阶段的搭桥手术后再栓塞该段出血动脉,或者将患者直接转移到手术室进行手术修复。

　　血管破裂多发生于血管成形术过程中, 通常是应用切割球囊或高压球囊扩张偏心钙化的斑块导致的。行血管成形术时, 扩张球囊要严格规范操作,以避免或减少血管破裂的可能。大多数介入放射科医师通过目测血管直径来确定球囊大小,但这样并不准确。如果不能精确地确定血管直径,推荐使用 1 个直径较小的球囊,并在准确的路线图下扩张,如果第一次选的球囊太小,再用较大的球囊重复扩张。

　　要注意球囊的使用说明书。标准压力是球囊到达额定直径的压力,爆裂压力是使球囊破裂所需要的平均压力。额定爆裂压力是球囊膨胀最小限度破裂的最高压力。压力泵的使用可以更精准地扩张球囊。上面所述的病例也表明,血管破裂或外周动脉血管造影剂的外渗并不一定需要置入支架。

使用覆膜支架通常需要 1 个大于 8F 的血管鞘。支架置入新技术的发展意味着,6F 或 7F 血管鞘可以用于股浅动脉或其他直径 6~7mm 的血管中置入支架,比如戈尔(Gore)覆膜支架和 V12 覆膜支架(Atrium™ Advanta)。熟悉和了解各种介入技术和适用支架类型的介入医师,通常可以通过血管内介入来处理大多数血管破裂。

总结

正如上面的病例所述,外周动脉破裂的治疗并不一定需要置入支架,保守治疗通常也可以。在血管成形术中,血管破裂多是自限性的。如果是内膜下血管成形,重要的是在进行球囊扩张前要确认导丝撤回到真腔内,同时确定导丝也不在分支的血管内。分支血管的破裂不太可能自行闭合。在这种情况下,应该将球囊经过出血的分支血管起始端扩张并延长扩张时间(5~10min)。如果仍然出血不止,可能要闭塞分支血管,行血管内弹簧圈栓塞止血。

在进行血管成形术时,特别是胸部和腹部的血管,在手术开始前,最好确保在介入室中备有合适的支架和血管鞘。一旦有血管破裂,可最大限度缩短救治的时间。许多医院都备有 1 个"血管破裂救治盒",里面装有必要的设备,主要用于处理髂动脉的破裂。

推荐阅读

Tsetis D. Endovascular treatment of complications of femoral arterial access. Cardiovasc Intervent Radiol. 2010;33(3):457–68.

病例 9

股总动脉和股浅动脉血管成形术后远端栓塞

摘要

本病例探讨血管成形术后远端栓塞的并发症。此外,还回顾了从血栓抽吸术到溶栓的远端血栓治疗。

病史

患者 67 岁,患有左足静息痛和蓝趾综合征。蓝趾综合征的诊断由磁共振血管成像(MRA)证实,在左侧髂总动脉(CIA)和股浅动脉(SFA)的狭窄处怀疑有血栓形成。

手术过程

于右侧股总动脉逆行穿刺(CFA)越过分叉处达对侧,置入 1 个 45cm 长的 5F 血管鞘。血管造影显示左侧髂总动脉严重狭窄(图 9.1a)、股浅动脉中段狭窄伴钙化(图 9.1 b),小腿的三个分支动脉显示良好,足底动脉网显示良好(图 9.1c)。决定行血管腔内成形术,在髂总动脉用 1 个 10mm 球囊、在股浅动脉用 1 个 6mm 的球囊分别进行扩张。但扩张后再造影显示,左侧胫后动脉(PTA)血流缓慢,该动脉的内踝水平显示闭塞性血栓(图 9.2a)。

由于通过右腹股沟穿刺,导管的长度不足以到达对侧血管远端栓塞处。因此,在超声引导下行左侧股总动脉顺行穿刺,置入 1 个 55cm 长的 5F 血管鞘到胫后动脉的近端。给予解痉药(150μg 硝酸甘油)。在胫后动脉和足底动

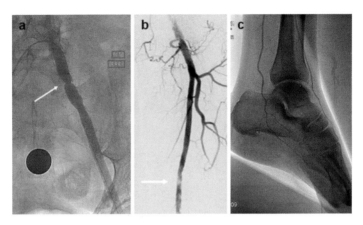

图 9.1   (a)造影显示左侧髂总动脉狭窄(箭头所示);(b)左侧股浅动脉钙化狭窄(箭头所示);(c)血管成形术前可见足底血流通畅良好。

脉用 5F Berenstein 导管插入行血栓抽吸术(这项操作很重要,因为在这个部位医生很难通过其他器材进行操作),成功抽吸出血栓。最后血管造影显示胫后动脉和足底血流恢复(图 9.2b)。

讨论

髂动脉血管成形术后的栓塞事件发生概率为 3%~7%,而且在血管闭塞性疾病中更为常见。栓子的性质(斑块、血栓或胆固醇)决定了治疗方案的选择。

如果发生远端栓塞,应进行高质量血管造影以评估血流情况和侧支血管的存在情况。肢体情况的临床评估是很重要的。如果肢体灌注良好,并且栓子存在于非关键的分支,那么没必要进一步干预。如果栓子是在大血管内,那么需要进行治疗以尽快恢复远端的血流。

进行血栓抽吸时,应尽量使用该血管内所能通过的最粗管径导管和可分离血管鞘。将带有 50mL 注射器的抽吸导管置入闭塞性病变的近端,负压抽吸推进到栓内,抽吸完成后将导管撤回。导管到达鞘内,最好移除血管鞘的尾端,以防止捕捉的血栓从止血阀处脱离。将导管和注射器的内容物注射到滤过纱布以便观察。这个过程可以根据需要重复操作,直到血管再通。

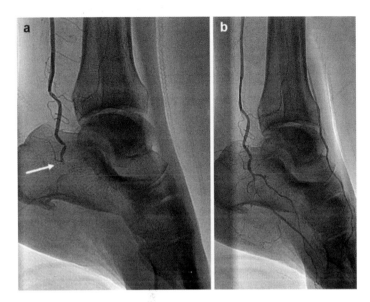

图 9.2　(a)胫后动脉内踝后侧可见闭塞性血栓导致的血流突然中断(箭);(b)血栓抽吸术后血管造影显示胫后动脉和足底血流恢复。

由于血栓一次性抽吸成功,此病例没有重复抽吸。另外,还可以采用局部溶栓的方式,或者用球囊进行碎栓。然而,如果是固体成分(如斑块),那么局部溶栓的效果可能不佳。

要点

- 远端栓塞是血管成形术常见的并发症。
- 清晰的血管造影有利于确定栓子的位置。
- 大血管中的栓子可以通过血栓抽吸术清除。
- 局部溶栓可用于溶解血栓,尽管对于某些斑块溶栓效果不佳。
- 有时较大的栓子必须通过手术清除。

总结

远端栓塞是血管成形术常见的并发症。要通过血管造影观察血管成形术前和术后的血流情况,一旦出现远端栓塞可以及时进行治疗。当髂总动脉近端闭塞或狭窄行血管成形术或支架置入时, 支架吻合技术可以用来防止栓子脱落至对侧肢体。直接置入支架后扩张,比先球囊扩张再置入支架血栓脱落的概率可能会减小。

溶栓治疗的详细内容,请参见病例 7 的讨论和总结(病例 7,血管成形术后股浅动脉血栓形成)。

推荐阅读

British Society of Interventional Iliac Angioplasty Study (BIAS). Oxfordshire Dendrite Clinical Systems; 2001. ISBN 1-903968-01-1; http://www.bsir.org

病例 10

髂动脉血管成形术后动脉夹层形成

摘要

　　本病例讨论了何时以及如何治疗血管成形术后动脉夹层、球囊扩张的优点以及自膨支架的应用。

病史

　　患者男,52 岁,因行走 100m 后出现左下肢间歇性跛行而就诊。MRA 显示左侧髂总动脉的中段和髂外动脉的起始段狭窄。入院后准备行血管成形术。

手术过程

　　在左侧股总动脉逆行穿刺, 置入 4F 血管鞘。通过血管鞘给予 3000U 肝素,并使用 Terumo 导丝和 Cobra 导管穿过狭窄处。在给予 20mg Buscopan(丁溴东莨菪碱)后进行左侧髂动脉正侧位造影,显示髂总动脉(CIA)和髂外动脉(EIA)狭窄(图 10.1a)。使用 8mm×40mm 的低剖面球囊进行血管成形术。术后血管造影显示形成髂总动脉夹层, 导致 50% 以上的管腔变窄, 并且血流受限(图 10.1b)。

　　将 4F 血管鞘更换为 6F 血管鞘,并置入 8mm×40mm 自膨支架,支架与 CIA 夹层内膜贴附良好(图 10.1c),髂动脉血流通畅。小腿部三支血管的血流良好。

讨论

　　髂动脉狭窄可考虑血管成形术。球囊扩张后如存在>30%的残留狭窄,

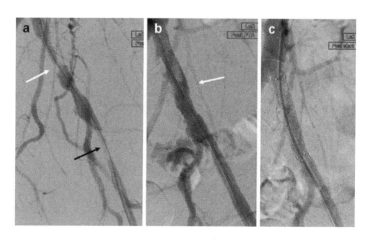

图 10.1   (a)血管造影术显示左侧 CIA(白箭)和 EIA(黑箭)狭窄;(b)左侧 CIA 中见到夹层内膜(箭);(c)CIA 支架置入,血流良好。

超过 10mmHg(1mmHg≈0.133kPa)的收缩期血压峰值梯度,或形成动脉夹层导致血流受限时,需置入支架。支架的目的是消除或减少内膜夹层的发生,并将血管腔恢复到与支架上、下方的血管段直径相符的尺寸。在这个病例里,夹层形成内膜瓣使血流受限,导致>50%管腔残留狭窄。尝试长时间球囊扩张可能会减轻夹层瓣膜而不需要置入支架,但由于其狭窄程度较重,支架置入是一个更好的选择。

支架置入在临床实践中普遍用于慢性髂动脉闭塞和髂动脉血管成形术后复发狭窄的患者中,但没有证据支持后一种用法。

应用何种类型的支架取决于病变的形态和位置。当处理高弹性回缩的病变(例如,CIA 或 EIA 近端的钙化或偏心斑块)时,球囊扩张支架比自膨支架更适合,因其对外在压力的抵抗力更大。自膨支架适用于较长且钙化较少的血管节段。在这个病例中,使用自膨支架,可使夹层内膜受压贴附在血管壁上以恢复腔内血流。

要点

● 对于动脉血管成形术后的夹层或弹性回缩,可以考虑采用长时间的球囊扩张或者支架治疗。

- 治疗的目的是消除或减轻夹层扩大并恢复血管腔内血流。
- 如果从对侧腹股沟进入，越过分叉的加长血管鞘可以在放置支架时提供额外的支撑。
- 对于有大量钙化的血管病变，推荐使用球囊扩张支架，因其具有更大的径向支撑力。

总结

开始髂动脉血管成形术之前，应准备合适的裸支架和覆膜支架，以便在出现夹层、血管成形术结果不佳或动脉破裂的情况下使用。

动脉夹层是血管成形术的一项直接后果，但也可能是由于导丝穿过狭窄或闭塞段。如果发生夹层的方向和血流方向相反（例如，在逆行股总动脉穿刺的情况下），则可能是自限性的，因为血液沿相反方向的压力通常会闭合内膜夹层。如果夹层和血流方向一致，内膜持续开口可能造成管腔狭窄严重。在进行长时间的球囊扩张或支架置入之前，最重要的是要让导丝能够进入夹层远端的血管真腔。

推荐阅读

Quality Improvement Guidelines for Endovascular Treatment of Iliac Artery Occlusive Disease. CIRSE: http://cirse.org/. Accessed 11 Apr 2013.

Tetteroo E, Haaring C, van der Graaf Y, van Schaik JP, van Engelen AD, Mali WP. Intraarterial pressure gradients after randomized angioplasty or stenting of iliac artery lesions. Dutch Iliac Stent Trial Study Group. Cardiovasc Intervent Radiol. 1996;19(6):411–7.

Vorwerk D, Gunther RW. Percutaneous interventions for treatment of iliac artery stenoses and occlusions. World J Surg. 2001;25:319–27.

病例 11

肝动脉栓塞术中的肠系膜上动脉夹层

摘要

　　本病例描述了经动脉化疗治疗栓塞导致的肠系膜上动脉起始段夹层的处理办法,并用示意图说明形成夹层的血流动力学原因。

病史

　　患者男,57岁,在检查丙型肝炎时发现了直径5cm的原发性肝细胞癌。患者无酗酒史,每天吸烟10支。在转诊过程中并无相关的临床症状。肝功能检查除了转氨酶轻度升高外,其他指标均正常,甲胎蛋白升高至1129μg/L,治疗之前进行的CT扫描显示了肝右后叶的肿瘤,并显示肝右动脉起源于肠系膜上动脉,走行和门腔静脉伴行。

手术过程

　　采用标准的Seldinger技术经右侧股动脉置入1个5F血管鞘后,应用Sidewinder 2导管选择腹腔干,肝左动脉孤立起源于肝总动脉干,对肝右叶的肿瘤没有供血。然后将Sidewinder导管置于肠系膜上动脉,造影显示,肝右动脉起始于距肠系膜上动脉主干开口2cm处,并呈锐角分出。导丝引导Sidewinder导管进入肠系膜上动脉,使导管越过肝右动脉开口,然后回撤导丝试图使导管弹进肝右动脉,但未成功。然后将导丝换成较软的Terumo导丝后再次推入肝右动脉,最终也失败。

在这种情况下,将 Sidewinder 导管替换成 Sos Omni 导管。图 11.1a 显示了肝右动脉的起点。这较直观地显示出肝右动脉起始部与肠系膜上动脉的角度并不是很小但起始部扭曲,或许解释了可弯曲导管反向插入困难的原因。图像也显示了邻近导管头部的小夹层(箭头所示),尽管该区域没有造影剂的存留。更换 Cobra 导管,其导管开口角度更易进入肝右动脉入口,造影明显可见使血流受限的夹层形成。

如图 11.1b 所示,主动脉侧位造影能够很好显示夹层,在与患者家属解释的数分钟内,患者症状逐渐加重,出现腹部绞痛和恶心。静脉给予芬太尼和昂丹司琼后,准备进行夹层治疗以恢复肠系膜上动脉血流。

救治过程

首先,尝试使用亲水的 0.035 英寸导丝。使用 Cobra 导管,越过夹层回撤导丝时会使夹层更为严重。因此,更换为 6F 血管鞘,应用肾动脉双弯曲导引导管插入到 SMA 的起始水平。将 1 根 4F Cobra 导管置于肠系膜上动脉的起

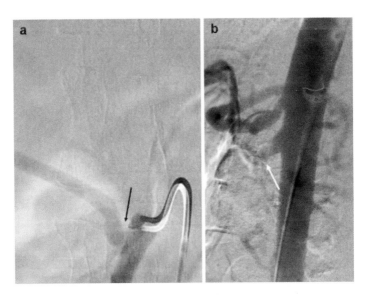

图 11.1　(a)选取的图像上通过 Sos Omni 导管造影显示分离 SMA 起始处夹层形成(箭头所示);(b)通过猪尾导管在侧位主动脉造影图像上确认夹层位置(箭头所示)。

始部,再用同轴 Terumo 微导管和 0.018 英寸导丝小心探查并尝试越过夹层进入真腔(图 11.2a,b)。

这种方法获得了成功,微导管沿 0.018 英寸导丝进入真腔,但是 Cobra 导管不能沿着微导管及 0.018 英寸导丝进入。因此,经微导管再进入 1 根加硬 0.014 英寸交换导丝(Stabilizer Plus,Cordis Endovascular)推送至远端的肠系膜上动脉分支。这样,Cobra 导管可越过夹层并可经 Cobra 导管引入 0.035 英寸交换导丝(图 11.3a)。

用较长的 0.035 英寸 Amplatz 交换导丝确保导管进入远端真腔后,导管可以被推进至相应的夹层区域。置入 1 枚直径 8mm 的自膨式支架(Luminexx,BARD)以封闭夹层瓣膜(图 11.3b)。

该患者 48h 后出院,并服用抗血小板药物,早期的 CT 随访证实了肠系膜上动脉血流通畅。但不幸的是,由于置入支架,不能再经肝右动脉进行栓塞化疗,只能通过经皮射频消融治疗肿瘤。

讨论

肝动脉痉挛和小夹层是动脉化疗栓塞过程中不常见的并发症,并且通

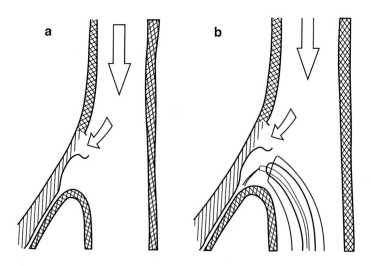

图 11.2　(a)血液流动使 SMA 分离皮瓣保持开放,阻塞原血管;(b)6F 鞘、4F 眼镜蛇和 2.6F 微导管(Progreat)同轴系统进入 SMA 塌陷的管腔。

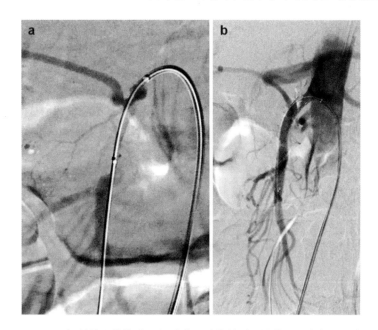

图 11.3　(a)加硬导丝替换进入肠系膜上动脉并引入导管;(b)支架置入术后。

常是自限性的。大多数情况下可以用解痉药物治疗,也有一些严重病例,可以择期手术并可取得成功。此病例中,由于动脉夹层导致血流受限的这种情况极少见,术前通过 CT 评估肝右动脉和肠系膜上动脉开口处的角度,选择合适的导管或许能够避免此类并发症的发生。

　　显然,处理这一严重并发症的主要目的是快速恢复肠道血液供应,最好是通过血管内途径。通过肱动脉顺行途径使肠系膜上动脉再通可能更容易。然而,如果能够稳定导管的位置,比如在这个病例中,就可以尝试用微导管和较细的导丝通过塌陷的血管进入正常的远端血管腔。就此而言,用于颈动脉介入的 0.014 英寸交换导丝可能会非常有利。

要点

　　• 在动脉栓塞化疗前仔细观察影像图像,尽可能获取更多的目标血管的解剖信息。

- 如果对肝脏血管起源于哪个主干不确定,那么在超选血管之前,应该进行半选择性血管造影术。
- Sidewinder(Simmons)和 Sos 导管一般适用于呈锐角的血管分支开口。
- Cobra 类型的导管对呈钝角的血管分支较安全。
- 注意导丝走行,进入大血管的管腔后,如果导丝前端成环状弯曲,可能其已经进入内膜而形成夹层。

总结

肝动脉化疗栓塞过程中形成的夹层通常是自限性的,能够自发缓解。继发于动脉夹层的急性肠系膜缺血在临床上可能表现为腹痛、恶心、胆道出血和黄疸。如果是迟发性临床表现,可能是由于继发于动脉夹层的假动脉瘤形成。

急性肝动脉夹层可能不影响栓塞治疗的继续进行, 术中不得不通过夹层部分插入微导管进行动脉栓塞术。但是否需要进一步治疗的关键在于夹层是否引起血流受限(图 11.2),如上面病例所述。

使用裸支架而不是覆膜支架置入治疗夹层的同时也保留了肠系膜上动脉近端重要侧支。当然,单纯球囊扩张也可以消除医源性肠系膜动脉夹层,文献中也有描述。

推荐阅读

Lee K-H, Sung K-B, Lee D-Y, et al. Transcatheter arterial chemoembolisation for hepatocellular carcinoma: anatomic and haemodynamic considerations in the hepatic artery and portal vein. Radiographics. 2002;22:1077–91.

Sakamoto I, Aso N, Nagaoki K, et al. Complications associated with transcatheter arterial embolisation for hepatic tumours. Radiographics. 1998;18:605–19.

病例 12

动脉支架置入导致医源性髂动脉破裂

摘要

　　本病例描述了髂动脉破裂的处理办法，以及当发生这种情况时，可采取哪些措施来降低患者的风险。

病史

　　患者女，46岁，左侧髂动脉闭塞导致左下肢间歇性跛行(图 12.1a)，行血管成形术及支架置入。首先经对侧(右侧股动脉)穿刺置管，越过主动脉分叉至左侧髂动脉进行闭塞段再通和支架置入。术中用 6mm 球囊扩张后，在闭塞位置放置 2 个直径为 7mm 的自膨式支架。此时患者出现剧烈的下腹疼痛和严重低血压。血管造影显示髂外动脉破裂(图 12.1b)。

手术过程

　　发现动脉破裂后，立即将血管成形球囊置于髂动脉破裂部位并充盈以暂时阻止出血(图 12.2a)，患者症状稍缓解。然后在超声引导下行左侧股动脉穿刺并置鞘。使用 Terumo 导丝和 Cobra 2 导管越过球囊，替换超硬 Amplatz 导丝。将 1 枚球囊扩张支架定位在破裂处，然后释放并撤出封堵球囊，同时迅速扩张置入球囊的扩张支架以阻止出血(图 12.2b)。

讨论

　　动脉破裂是与髂动脉血管成形术和支架置入术相关的并发症，其中髂

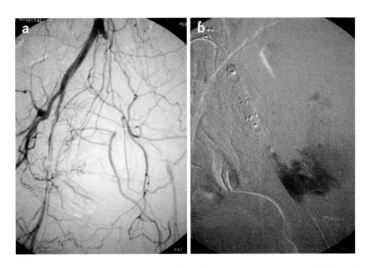

图 12.1　(a)右侧股动脉穿刺置管行左侧髂动脉造影显示,左侧髂总动脉到髂外动脉闭塞;(b)支架后造影显示左侧髂外动脉破裂出血。

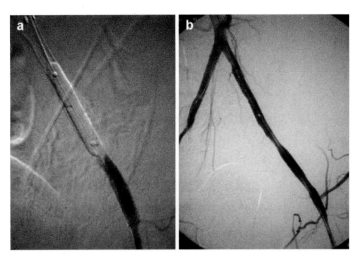

图 12.2　(a)应用扩张球囊暂时止血;(b)球囊扩张支架置入后破裂口出血停止。

外动脉的破裂比髂总动脉破裂更为常见。此类并发症虽然并不多见,但一旦发生,出血很可能在短时间内危及生命。因此,所有参与髂动脉介入治疗的医师应熟知这种并发症的处理步骤及相关知识。在开始此类手术之前,应提前准备适当尺寸的支架以备不时之需。如患者出现血流动力学不稳定,应在抢救开始前对参与手术的每个成员进行分工。

　　治疗过程中最重要的两个方面,一是启用临时措施阻止破裂动脉的出血(例如,重新充盈血管成形球囊,或放置闭塞球囊);二是恢复患者的生命体征。一旦病情稳定下来,就可以通过置入支架来解决血管破裂问题。这通常需要双侧股动脉穿刺置管,一侧用来控制出血(通常是对侧),另一侧放置支架。球囊扩张或自膨式支架的选择可由各医院根据自身情况来决定。在这种紧急情况下只要支架的口径、长度合适就可以使用。其间多名术者需要通力合作以保证最短时间内完成治疗!

要点

- 动脉破裂是血管介入手术罕见但严重的潜在并发症。
- 髂外动脉更容易出现这种情况。
- 在开始手术之前,确保备有合适的支架以用于治疗血管破裂。
- 能够迅速识别髂动脉破裂和立即采取止血措施至关重要,以防止患者休克死亡。
- 与任何危及生命的并发症一样,处理时最重要的步骤是暂时缓解当前的紧急状况并恢复患者的生命体征。
- 破裂处血管成形球囊再充气可以暂时阻断出血,为进行彻底的治疗争取时间。
- 采用双侧穿刺入路并且寻求团队协作更有利于取得成功。

总结

　　大多数从事血管介入的放射科医师在其职业生涯中的某个时刻都会遇到这种并发症。这里介绍的方法是治疗的首选方案。虽然这种并发症很少发生,但重要的是及时采取行动以尽量减少出血。虽然在该病例中笔者能够迅速经对侧引入球囊封堵,并经同侧股动脉置入支架,但真正做起来并不容易,特别是在紧急情况下。一开始就经双侧股动脉治疗的优点在于一旦出现并发症可迅速置入支架,处理也比较容易。

　　除非有备用支架，否则不建议进行髂股动脉血管成形术。当然，这种并发症还有其他替代治疗方案。例如，可以进行髂动脉急性栓塞，如有需要，随后可对患者进行旁路手术；如果紧急进行血管旁路手术，在准备旁路手术期间要确保封堵球囊一直处于封堵状态。

推荐阅读

Allaire E, Melliere D, Poussier B, Kobeiter H, Desgranges P, Becquemin JP. Iliac artery rupture during balloon dilatation: what treatment? Ann Vasc Surg. 2003;17(3):306–14.

Chatziioannou A, Mourikis D, Katsimilis J, Skiadas V, Koutoulidis V, Katsenis K, Vlahos L. Acute iliac artery rupture: endovascular treatment. Cardiovasc Intervent Radiol. 2007;30(2):281–5.

微信扫码

加入【读者社群】
领取【推荐书单】

病例 13

球囊扩张支架置入时支架与球囊分离的处理方法

摘要

　　本病例阐述了如何将已经和球囊分离的球囊扩张支架安全定位和置入的技术。同时还回顾了其他回收支架的方法。

病史

　　患者男,68 岁,既往有左踝溃疡及短距离双侧间歇性跛行病史。MRA 显示双侧髂总动脉明显狭窄,左侧髂外动脉、股总动脉和股浅动脉闭塞。拟行左侧股动脉、腘动脉旁路搭桥术。术前先经右侧股动脉逆行穿刺,行双侧髂动脉成形术和支架置入术。

手术过程

　　经右侧股动脉逆行穿刺置入 6F 血管鞘。但右侧髂总动脉及髂外动脉狭窄处已严重钙化,因此,血管成形术及支架置入未成功。继续将导丝穿过闭塞的左侧髂外动脉进入股深动脉。然而,由于腹主动脉分叉角度过小,6F 长鞘不能越过主动脉分叉到达对侧。

　　我们试图经右侧股动脉将 1 个 9mm×6cm 的球囊扩张支架推送至左侧髂外动脉闭塞处。然而,支架推进过程中由于阻力过大,导致右侧股动脉鞘于接头处意外断裂,导丝退出支架从输送杆上脱出,未扩张的支架从球囊上脱落至右侧髂外动脉内(图 13.1a)。

　　重新引入导丝，将受损的右侧股动脉内的血管鞘取出，并更换全新的
6F 血管鞘。然后，在右侧髂外动脉内重新放置 1 个新的 9mm×6cm 球囊扩张
支架,并将脱落的支架固定(图 13.1b,c)。将导丝继续推进至左侧髂动脉闭
塞处(图 13.2a),并在该处放置自膨式支架(图 13.2b)。

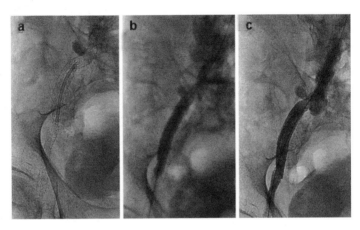

图 13.1　(a)脱落的支架在已放置支架的 CTA/ETA 内游离;(b)进入另一个球囊扩张支
架穿过脱落支架并固定;(c)脱落支架被固定后造影显示髂动脉血流通畅。

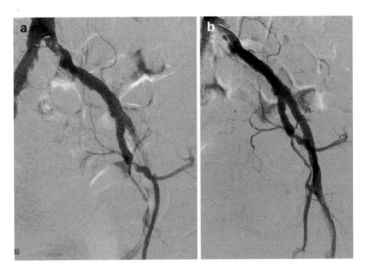

图 13.2　(a)血管造影显示左侧髂外动脉闭塞;(b)左侧髂动脉和髂外动脉支架置入后管
腔通畅。

患者的症状在术后明显改善,意外脱落的支架并未产生其他后遗症。

讨论

　　球囊扩张支架脱落是潜在的严重并发症, 尤其是在支架通过伴严重钙化的狭窄病变时,在支架经过呈锐角的血管分叉时也可能发生。为了避免支架脱落,可以预先扩张严重的狭窄段。导引导管或血管鞘还可以越过狭窄病变,在支架到位后再回撤导引导管,随后可以在所需部位释放支架。

　　有多种方案可用于处理支架过早分离。如果支架还附着在球囊上,只是有相对位移,一旦发现,则此时任何移动或操作都应小心谨慎,因为不对称的球囊充盈会导致支架脱落到不恰当的位置。如果支架依然附着在球囊上但已经开始部分脱离球囊,则球囊部分充盈可能有助于夹持支架并允许其重新归位。如果以上方法都不可行,则可以尝试取回支架,或者索性将支架放置于 1 个相对合适并且没有影响的血管内。

　　如果球囊扩张支架从球囊分离但其保留在导管内,则可以回撤导管到腹股沟鞘后再移除支架,可以将鞘与支架一并撤出,同时保留导丝在血管内。

　　如果球囊式支架与球囊及导管分离,但是依然附着在导丝上,则可以沿着导丝再放入 1 个低剖面球囊去夹持支架以重新捕获支架, 或者可以使用抓捕器装置。抓捕器可以经相同位置沿导丝进入捕获支架并将支架拉回到鞘内以便取出。如果以上措施仍不能成功,则可以从另一侧置管,使用抓捕器抓捕支架所在导丝的远端,以形成 1 个封闭的环路,此时的支架则不会再"逃逸",可以通过抓捕器取回支架。

　　球囊扩张式支架与导丝完全脱离的情况则更为棘手。如果支架处于髂动脉等这类适合放置支架的位置还比较简单, 可以通过放置另 1 个支架挤压并固定原来的支架。如果支架处于不适合放置支架的位置,则可以尝试通过抓捕器来取回支架。

　　本病例阐述了如何安全地将脱落的支架固定并置于合适的血管中。相对于重新捕获脱落的支架,用另外 1 枚支架来固定脱落支架更为简单,发生血管并发症及夹层的风险更小,需要的时间更短。

要点

• 要提前评估球囊扩张支架脱落的可能性，特别是在通过血管严重狭窄处或血管弯曲呈锐角时。

• 依据脱落的支架是否附着于导丝、导管或者是脱落于血管中,选择不同的方式进行处理。

• 脱落的支架可以通过另 1 个支架安全地固定在其他血管中，以杜绝将来任何因支架移位所导致异位栓塞的可能。

总结

增加支架脱落可能性的因素包括重度钙化、血管迂曲和严重狭窄或闭塞。作者详细描述了固定脱落球囊扩张支架的各种方法。另外,尽量选择同侧入路进行血管成形和支架置入，即使有时严重的闭塞或狭窄只允许经对侧入路,然后经同侧路径下抓捕器捕获导丝,再经同侧置入球囊或支架。虽然这需要双重腹股沟穿刺,但是其支架脱离的风险显著降低,更重要的是,如果出现动脉破裂,更容易处理(参见病例 12,动脉支架置入导致医源性髂动脉破裂)。

推荐阅读

Feldman T. Retrieval techniques for dislodged stents. Catheter Cardiovasc Interv. 1999;47:325–6.

Meisel SR, DiLeo J, Rajakaruna M, Pace B, Frankel R, Shani J. A technique to retrieve stents dislodged in the coronary artery followed by fixation in the iliac artery by means of balloon angioplasty and peripheral stent deployment. Catheter Cardiovasc Interv. 2000; 49(1):77–81.

病例 14

肝动脉支架移位导致肝右动脉闭塞的处理方法

摘要

本病例阐述由于支架移位导致血流异常后的治疗补救措施。

病史

患者女,65 岁,于本院行 Whipple 手术(胰腺、十二指肠切除术)切除胰头肿瘤。术后,患者出现上消化道反复出血的症状。于外院行 CT 和血管造影未见明确的出血来源,但对胃十二指肠动脉(GDA)残端进行了弹簧圈栓塞。由于患者仍在出血,经过临床讨论,决定行肠系膜血管造影术及跨过 GDA 残端的肝动脉支架置入术。置入支架目的是为了将胃十二指肠动脉隔离。

手术过程

首先,用 Simmons 2 导管经右侧股总动脉行腹腔干动脉及肠系膜上动脉造影,腹腔干动脉或肝动脉未观察到活动性出血或假性动脉瘤,并且可见 GDA 残端。由于腹腔干导管位置不稳定,更换为 Cobra 和 Berenstein 导管,但仍难以找到稳定的位置到达 GDA。最终使用 7F 长鞘经左侧肱动脉将导管固定在腹腔动脉干(图 14.1)。

长鞘到位后,将 7mm×22mm 球囊扩张支架沿腹腔动脉推送,越过 GDA 残端,但支架再进入远端比较困难。虽然血管造影证实放置支架之前的位置是合适的,但是打开支架后发现,置于肝左动脉的支架远端覆盖了肝右动脉

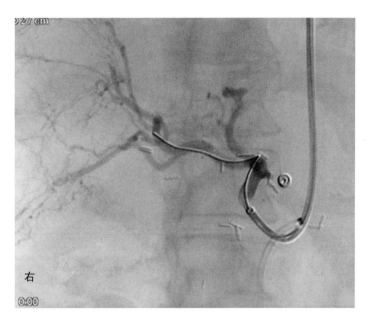

图 14.1　经肱动脉置入 7F 长鞘行腹腔干动脉造影，没有显示造影剂外溢或假性动脉瘤形成。

的起始段，导致肝右动脉血流受限(图 14.2a)。将 1 个同轴微导管推送至肝右动脉，置入 Platinum Plus 交换导丝。在肝右动脉邻近原有支架平行放置 5mm×18mm 球囊扩张支架作为支撑支架(图 14.2b)。最后，血管造影显示肝右动脉内血流恢复，支架放置位置令人满意。术后临床未再发生出血情况。

讨论

　　胰、十二指肠切除术后出血优先选取血管内治疗。间歇性出血通常难以在 CT 或血管造影术中被发现。在这种情况下，虽然没有发现造影剂外溢或假性动脉瘤，但仍推测 GDA 为出血源，在肝总动脉中用支架将 GDA 隔离可能有效。

　　最初导丝经股动脉进入腹腔干，导引导管位置不易固定，因此，导丝很难越过肝总动脉 GDA 开口。经左侧肱动脉进入的 7F 长鞘则更加稳定，但将导丝维持在某一个位置仍很困难。微导管导丝可以进入肝左、右动脉，但是

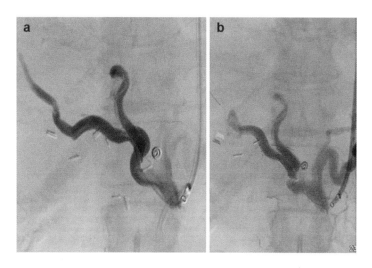

图 14.2 (a)支架远端置于肝左动脉内,覆盖了肝右动脉开口;(b)在肝右动脉置入支架后,造影显示肝左、右动脉血流通畅。

难以为支架的推送提供足够支撑,Platinum Plus 导丝更好一点。支架的输送是难点,需要 1 个较大的前向推力使其向前运动。在支架放置前,支架位置似乎令人满意,但在支架放置后的血管造影检查中发现其放置的位置并不正确。由于支架向前滑动造成肝右动脉血流受限。如果不予治疗,肝脏缺血性损伤的风险就会增高。而此时在肝右动脉平行放置支撑支架以促使血液流入右肝动脉则可解决上述问题。

要点

- CTA 是对活动性出血较为敏感的检查方法,通常是术后出血患者首选的检查方法。
- 在需要输血治疗的持续性术后出血的患者中,即使在血管造影时没有发现活动性出血,仍应对潜在的出血部位进行治疗。
- 在经股动脉穿刺行肠系膜动脉造影困难时,可考虑经手臂动脉穿刺入路。
- 一旦放置支架,不应轻易更改支架位置。

- 如果没有动脉损伤,则可另外放置支架来确保所需区域的覆盖。
- 如果动脉血流受限, 则应考虑使用连接支架或支撑支架以保证血流通畅。
- 如果以上方法均不成功,可考虑手术移除支架。

总结

由于肝脏有肝动脉和门静脉双重供血,肝动脉的栓塞或闭塞通常不会损伤肝脏功能。但有些情况除外,例如,肝移植患者和一些肝脏术后由于肝动脉栓塞导致远端灌注不良的患者,若此时门静脉闭塞则可能造成肝功能损伤。医师可通过选择性腹腔动脉延时造影来证实门静脉是否通畅,腹腔干充盈后可见门静脉充盈。

置入支架是治疗出血并可同时维持动脉灌注的适合治疗方案。与自膨式支架相比,球囊扩张支架放置的位置更精确,并且具有更大的径向支撑力。

如果已经发生支架错置,可以通过各种方案解决。首先评估支架错置是否造成了损伤。如果支架置于此处不会造成任何不良后果,则最好的解决方式是留置支架于此。本例作者已经证明了可以使用另外1个支架来维持动脉通畅。

如果支架没有完全释放,则通过未扩张支架内的球囊可以使其移动到更合适的位置,但必须谨慎操作,以免损伤血管或造成血管穿孔。

推荐阅读

Makowiec F, Riediger H, Euringer W, Uhl M, Hopt UT, Adam U. Management of delayed visceral arterial bleeding after pancreatic head resection. J Gastrointest Surg. 2005;9(9):1293–9.

Rami P, Williams D, Forauer A, Cwikiel W. Stent-graft treatment of patients with acute bleeding from hepatic artery branches. Cardiovasc Intervent Radiol. 2005;28:153–8.

Yekebas EF, Wolfram L, Cataldegirmen G, et al. Postpancreatectomy hemorrhage: diagnosis and treatment: an analysis in 1669 consecutive pancreatic resections. Ann Surg. 2007;246(2):269–80.

病例 15

经颈静脉肝内门体分流术后的支架移位

摘要

　　本病例阐述了如何通过经颈静脉肝内门体分流术(TIPS)捕获并重新放置已移位的支架,且讨论了重新安全放置支架的原则。

病史

　　患者男,49 岁,丙型肝炎继发肝硬化,行经颈静脉肝内门体分流术(TIPS)治疗顽固性腹水。通过在门静脉右支和肝右静脉之间自膨式裸金属支架置入完成 TIPS。在第 12 天,常规多普勒超声扫描显示 TIPS 术后门静脉端存在显著的血流速度梯度,提示支架置入后血管狭窄。计划沿原先的 TIPS 通道行静脉造影并再次置入 1 枚支架。

手术过程

　　再次穿刺右侧颈静脉,置入鞘管,沿原 TIPS 通道再引入另外 1 枚球囊扩张支架(9~12mm)。在球囊充盈过程中,由于球囊先从其远端范围开始膨胀,支架发生移位,未能正确置入在 TIPS 通道内,而是沿着导丝脱落至 SVC(图 15.1a)。尽管反复尝试,支架仍未能正确置入。进一步的静脉造影显示右头臂静脉具备放置支架的合适空间(15mm)。为了防止支架脱入右心房,我们经颈静脉鞘导入第二根交换导丝并穿过支架,然后经股静脉穿刺抓捕导丝形成一个贯穿通路(图 15.1b,c)。然后将 1 个 15mm 血管成形球囊穿过该

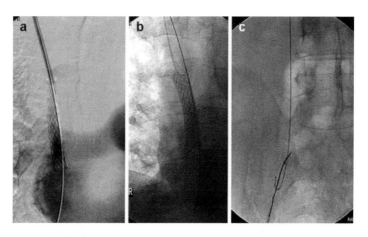

图 15.1 (a)支架移位脱落至 SVC;(b)将 1 根导管先穿入支架内;(c)随后经股静脉穿入抓捕器抓补形成回路,防止支架脱入右心房。

导丝并在支架内部分膨胀(图 15.2a),试图将脱落的支架拉回到右侧头臂静脉并使其充分扩张。但在球囊减压后,看到原本以为放在正确位置的支架又再次移位脱落至 SVC 中。重复上述的操作,但这次使用 20mm 球囊(图 15.2b),尽管起初放置的位置很合适,但是在球囊卸掉气压后支架再次移位至 SVC 中,显然支架在头臂静脉内不能固定。随后使用 20mm 球囊在支架内部分重新充盈,将球囊和支架轻轻地向下推送到下腔静脉,并最终进入右侧髂总静脉(CIV)(图 15.3a)。到达 CIV,球囊充分膨胀后,支架似乎处于稳定的位置。再放置 1 枚 20mm 自膨式裸支架以确保支架在 CIV 内固定(图 15.3b)。

讨论

　　动脉或静脉系统介入治疗时都可以发生支架移位。这可能是由于选择的自膨式支架或球囊扩张支架不合适,而且支架迁移更容易在静脉系统中发生,尤其是在球囊扩张支架的推进阶段或球囊充气过程中。自膨式支架可以在放置过程中向前移位。有一些方法可用于对移位支架进行补救。一种选择是用抓捕器抓住支架的近端,以防止支架嵌入血管壁,然后通过血管鞘将

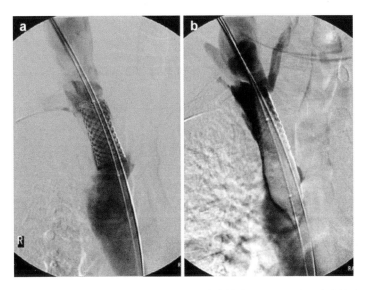

图 15.2　(a)右侧头臂静脉内支架被 15mm 球囊扩张后；(b)20mm 球囊扩张后。

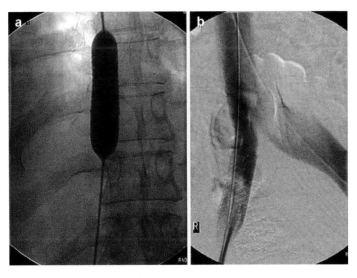

图 15.3　(a)20mm 球囊部分充盈支架并将其推送到下腔静脉内；(b)支架最后被定位在右髂总静脉内，并被另外 1 枚 20mm 自膨式支架固定。

支架拉出。对于自膨式支架来说,这是一个很好的选择,因为当支架通过血管鞘被拉出时, 支架的其余部分将被折叠。此方法对球囊扩张支架并不适用,因为球扩支架需要在被取回之前先用网篮将其压缩。如果支架移动到危险位置,例如心脏,则考虑像上述病例一样,首先用导丝建立一个环路,形成贯穿环路后支架不会从导丝上脱落, 因为在这些部位支架脱离将会导致严重的后果!如果不能取回支架,则可将支架置于其他"安全"的位置。对于裸金属支架,可将支架置于分支血管上。一般来说,一些较大的分支血管,比如髂总动脉。然而,在分支血管上放置支架需要更周详的考虑,因为放置的支架可能会阻塞侧支血管。如果所有血管内的解决方式都失败,则必须设法将支架"移动"到浅表血管,然后通过手术切开取回。

　　该病例是早期 TIPS 手术发生的并发症, 但现在通常放置专用的 TIPS 支架。其实在补充放置裸金属支架时也可能发生移位。本病例的处理方案适用于任何情况下支架的移位。

要点

- 血管介入治疗期间可能会发生支架移位。
- 静脉支架更容易移位到"不佳"位置。
- 支架保留在导丝上比脱落在血管内更容易回收。
- 考虑使用贯穿导丝环路技术,以防止支架从导丝上脱落。
- 可以考虑以下方式用于挽救已移位的支架:
  1.捕获和回收。
  2.将支架放置于安全血管内。
  3.捕获并手术切开取出。
- 在可替代部位放置支架时,应仔细考虑其他分支血管被覆盖的后果。

总结

　　支架移位是静脉系统介入治疗的一个特殊问题。即使是看似很严重的静脉狭窄也可能轻易扩张,导致支架尺寸不合适以及支架移位。球囊扩张支架在通过严重的狭窄时及球囊扩张过程中较容易出现移位,如本病例所述。

本病例阐明了处理这一类并发症的治疗思路和方法，特别是当将支架置于头臂静脉失败而必须置于髂总静脉时的处理方法。如果支架放置的位置不稳定，即使目前处于可接受的位置，将来也可能发生移位，此时应该用另外1个较大直径的支架固定此支架以阻止其移位。

推荐阅读

Bagul NB, Moth P, Menon NJ, Myint F, Hamilton G. Migration of superior vena cava stent. J Cardiothorac Surg. 2008;3:12.

Feldman T. Retrieval techniques for dislodged stents. Catheter Cardiovasc Interv. 1999;47:325–6.

Rossle M, Gerbes AL. TIPS for the treatment of refractory ascites, hepatorenal syndrome and hepatic hydrothorax: a critical update. Gut. 2010;59(7):988–1000.

Taylor JD, Lehmann ED, Belli A-M, Nicholson AA, Kessel D, Robertson IR, Pollock G, Morgan RA. Strategies for the management of SVC stent migration into the right atrium. Cardiovasc Intervent Radiol. 2007;30:1003–9.

Yang Z, Han G, Wu Q, Ye X, Jin Z, Yin Z, Qi X, Bai M, Wu K, Fan D. Patency and clinical outcomes of transjugular intrahepatic portosystemic shunt with polytetrafluoroethylene-covered stents versus bare stents: a meta-analysis. J Gastroenterol Hepatol. 2010;25(11): 1718–25.

病例 16

近端 Cuff 治疗主动脉瘤腔内
修复术后 Ⅰ A 型内漏

摘要

本病例是关于用近端 Cuff(套袖样短支架)治疗主动脉瘤腔内修复术 (EVAR)术后近端 Ⅰ 型内漏的病例,同时阐述了支架对肾动脉造成损害的处理。

病史

患者男,67 岁,发现直径 7.3cm 的无症状腹主动脉瘤,行 EVAR 治疗。术后造影显示分支支架(Medtronic)置入很成功,也未发生与支架相关的内漏。覆膜部分标记位于肾动脉下缘以下数毫米处,位置尚可。

1 个月后复查 CT 显示无 Ⅰ 型内漏(图 16.1a),但存在 1 个 Ⅱ 型内漏,且与第 3、4 腰动脉以及肠系膜下动脉交通,并未进一步处理。1 年后复查 CT 显示之前已确定的 Ⅱ 型内漏仍存在,同时近端出现 1 个 Ⅰ 型内漏(图 16.1b)。另外,动脉瘤瘤径扩大为 8.1cm。立即急诊行血管造影明确内漏的原因以便进行下一步治疗。多角度血管造影充分显示主动脉迂曲,并且在左侧肾动脉和覆膜标记近端之间主动脉有一个 7mm 的漏口,同时证实确实存在近端 Ⅰ 型(图 16.2a)和远端 Ⅱ 型内漏。

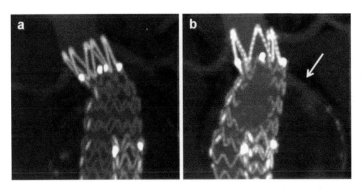

图 16.1　(a)第 1 次术后 CT 扫描(术后 1 个月):冠状位重建 MIP 显示支架的位置。覆膜标记位于肾动脉下方,未见Ⅰ型内漏形成;(b)1 年后复查 CT:冠状位重建 MIP 显示近端Ⅰ型内漏(箭头所示),覆膜标记在主动脉瘤颈中间。

手术过程

　　第 2 天患者被接回手术台接受近端 Cuff 置入术及 Coda 球囊(Cook Inc)成形术(图 16.2b,c),术后造影显示覆膜对左侧肾动脉有少量覆盖(图 16.3a),透视时显示支架锚定的倒钩嵌入左侧肾动脉开口处,这可能增加肾

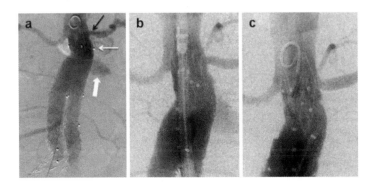

图 16.2　(a)随访主动脉造影显示有近端Ⅰ型内漏(粗白箭所示),覆膜标记在主动脉瘤颈中间位置(白箭所示),而且支架锚定部分侵入左侧肾动脉开口处(黑箭所示);(b)置入 Cuff 术中造影;(c)近端 Cuff 置入和 Coda 球囊成形术后的血管造影:近端Ⅰ型内漏消失,同时覆膜部分完全封闭肾动脉下的主动脉瘤颈。

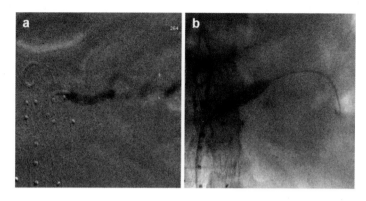

图 16.3　(a)可疑近端 Cuff 的覆膜部分影响进入左肾动脉的血流。选择性肾动脉造影显示 Cuff 的覆膜标记(覆膜标记略低于覆膜边缘)位于左肾动脉开口处的下缘;(b)球囊扩张支架置于左侧肾动脉开口处,术后造影显示双侧肾动脉血流通畅,同时近端 I 型内漏消失。

动脉血管内治疗的技术难度。然而, 我们还是将 Palmaz 球囊扩张支架(Cordis)置入肾动脉(图 16.3b),最终的血管造影显示近端 I 型内漏消失的同时,双侧肾动脉血流畅通。术后患者恢复良好,康复出院。

讨论

　　近端 I 型内漏是置入的支架与主动脉瘤颈部之间未能完全封闭造成的。早期的 I 型内漏(<30 天)常常在术中造影时即能被发现,占所有 EVAR 手术的 5%~10%。迟发性内漏(>30 天)往往与继发的并发症有关,例如,支架移位、持续性 II 型内漏和动脉瘤颈扩大。所有的近端型内漏都需要紧急处理,因为动脉瘤破裂的风险很大。

　　早期 I 型内漏的治疗可以先进行球囊成形术, 如果治疗失败可应用 Palmaz 支架(Cordis)或动脉 Cuff 支架治疗。迟发性内漏对单纯的球囊成形术效果欠佳,需要更进一步的解决方案。对于主动脉瘤颈未完全封闭留有空隙的患者,可考虑近端主动脉 Cuff 支架置入,因为这些患者要么是支架放置的位置偏低,要么是支架向远端移位。然而,近端 Cuff 支架的置入有一定困难而且也有一定的风险,置入位置太高会影响肾动脉血流,置入位置太低就会持续存在内漏。文献报道其成功率仅有 50%。此病例通过手术解决了内漏的情况，但对左侧肾动脉开口稍有影响。

　　Palmaz 支架用于瘤颈完全被覆盖但仍有内漏的患者，这种内漏可能与支架型号的选择不当有关，造成血流沿侧壁进入动脉瘤囊内，或瘤颈严重成角、扭曲和附壁血栓斑块形成，从而导致支架不能完全贴壁而形成内漏。随访过程中发现，因动脉瘤颈的扩张而使支架的贴壁性较差，也会增加近端Ⅰ型内漏发生的风险。

　　对于宽且短、有血栓斑块附着的动脉瘤颈，上述方法均不适合，需替换为开腹手术或进行外科血管重建，但手术创伤大，而且并发症发生率和死亡率都较高。许多 EVAR 术后的患者因合并并发症而处于开腹手术的高风险中。如果解剖位置比较复杂，预期存在严重的开腹手术并发症的情况下，可以尝试置入开窗型 Cuff 支架，这个操作更复杂，而且价格更昂贵，需要更周密的治疗计划和适当的治疗时机。这种复杂性也限制了开窗型支架的临床应用。

　　也有研究报道应用诱导栓子或血栓形成的装置来治疗近端Ⅰ型内漏，弹簧圈栓塞对近端内漏有效，但过高的压力会造成晚期再通。对于内漏还可以使用 n–BCA 胶栓塞治疗，n–BCA 是一种透明的自由流动的液体，当与血液中大量的阴离子抑制剂接触时，就会形成固态物质，固态 n–BCA 可以更好地封堵内漏而无再通的可能，但应用 n–BCA 有在远端形成血栓的风险，所以有学者建议联合应用弹簧圈和 n–BCA 栓塞。

　　最后一点需要讨论的是合并的Ⅱ型内漏。Ⅱ型内漏在持续的压力下也可以引起动脉瘤的扩大。在一些病例中，持续的Ⅱ型内漏有可能是造成近端Ⅰ型内漏的原因，这就提示医师要对Ⅱ型内漏患者进行选择性治疗。

要点

- 近端Ⅰ型内漏与动脉瘤破裂有关。
- 明确内漏发生的确切病因对治疗的选择至关重要。
- 近端主动脉 Cuff 支架置入是治疗近端Ⅰ型内漏最常见的方法，但可能会影响肾动脉的血流，而且只有约 50% 的成功率。

总结

EVAR 术后引起的 I 型（IA 型）内漏无论发生时间早晚都需要治疗。作者在前文中讨论了一些可供选择的治疗方法。

大部分患者可以给予相应的治疗，如果肾动脉与漏口之间有空隙，可以给予补充置入 Cuff 支架；如果没有空隙，可以给予 Palmaz 支架来改善原有覆膜支架与动脉瘤颈之间的贴合程度。

如上述方法均不适合，可以给予开窗型 Cuff 支架置入，虽然前文中提到了，但是置入这种装置具有挑战性，甚至比置入常规的有孔支架更具有挑战性。如果以上方法均无效，栓塞治疗可以发挥一定的作用，除了弹簧圈和 n-BCA 胶，Onyx 栓塞胶也是一个可供选择的栓塞剂。

最后，发生 IA 型内漏时，腰动脉可能作为流出血管而不是流入血管。如果存在 II 型内漏，只有在动脉瘤囊腔扩大的情况下才能对 II 型内漏实行介入治疗。动脉栓塞也是可选择的治疗手段，可选择经动脉或经皮经腰穿刺入路。

推荐阅读

Adam DJ, Fitridge RA, Berce M, Hartley DE, Anderson JL. Salvage of failed prior endovascular abdominal aortic aneurysm repair with fenestrated endovascular stent graft. J Vasc Surg. 2006;44:1341–4.

Becquemin JP, Kelley L, Zubilewicz T, et al. Outcomes of secondary interventions after abdominal aortic aneurysm endovascular repair. J Vasc Surg. 2004;39:298–305.

Maldonado TS, Rosen RJ, Rockman CB, et al. Initial successful management of type I endoleak after endovascular aortic aneurysm repair with n-butyl cyanoacrylate adhesive. J Vasc Surg. 2003;38:664–70.

Peynircioulu B, Türkbey B, Özkan M, et al. Use of glue and microcoils for transarterial catheter embolization of a type 1 endoleak. Diagn Interv Radiol. 2008;14:111–5.

Stefandis D, Chiou AC, Kashyap V, Toursarkissian B. Treatment of a late-appearing proximal type-1 endoleak after Ancure graft with an AneuRx cuff – a case report. Vasc Endovascular Surg. 2003;37(6):437–40.

病例 17

主动脉瘤腔内修复术后ⅠB型内漏的治疗

摘要

本病例回顾了通过髂内动脉栓塞方式治疗主动脉瘤腔内修复术(EVAR)术后远端ⅠB型内漏的处理方法,同时对术中弹簧圈移位的处理也进行了讨论。

病史

患者男,82 岁,发现直径 7.7cm 的腹主动脉瘤,选择进行 Gore 分支支架(W. L. Gore & Associates)置入,支架植入后出现近端Ⅰ型内漏,给予 Coda 球囊(Cook Inc)成形术治疗。

患者于外院随访,复查 CTA 发现存在一个不明原因的较大内漏。多普勒超声显示,在动脉瘤远端后方沿着左侧髂动脉分支形成一个较大的内漏(图17.1)。超声造影显示,在支架内和支架远端血管周围的动脉瘤囊内均存在造影剂。上述结果均提示存在远端Ⅰ型内漏,紧急行腔内治疗。

手术过程

预防性应用抗生素后,在超声引导下穿刺左侧股动脉。左侧髂动脉造影显示存在较大的远端Ⅰ型内漏;同时,支架远端与髂动间壁贴合不紧密(图17.2a),血管造影显示造影剂在腰动脉充盈前即快速进入内漏(图 17.2b)。上述提示该型内漏为ⅠB型,而不是腰动脉Ⅱ型。用 3 个 12mm 弹簧圈对左侧

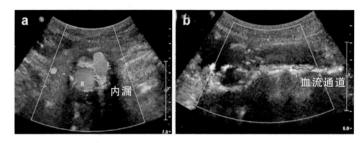

图 17.1　(a)多普勒超声显示在动脉瘤内和内漏内同时存在血流;(b)多普勒显示血流在左侧髂内动脉与髂总动脉后壁之间,提示内漏为远端Ⅰ型。(扫码见彩图)

髂内动脉进行栓塞,在推送过程中,其中 1 个弹簧圈被导管钩住并向近端发生移位,但尚未移位到髂外动脉中(图 17.3)。然后,在左侧髂动脉和左侧髂外动脉处放置 1 个 16-13-93 的分叉支架(Medtronic),使支架延伸至髂外动脉。第一次释放后,左侧髂内动脉显影,2 个支架重叠处仍有血流进入,在髂总动脉和髂内动脉分叉处应用 1 个 16mm 的球囊扩张,然后再用 1 个 12mm 的球囊扩张髂外动脉。最终的血管造影显示,内漏消失而髂动脉系统血流良

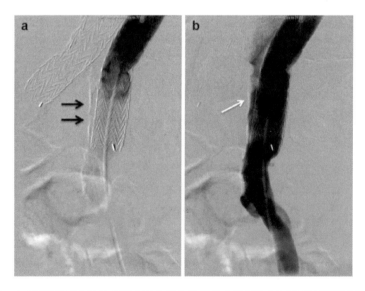

图 17.2　(a)远端Ⅰ型内漏是由于支架和钙化的髂总动脉壁贴合不紧密(黑箭所示);(b)高帧频血管造影显示在支架和髂总动脉之间造影剂逆向流入动脉瘤囊内(白箭所示)。

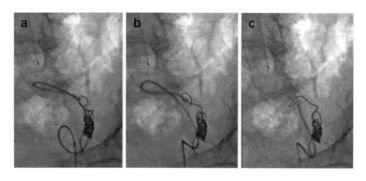

图 17.3　透视显示弹簧圈植入：近端的弹簧圈被导管尖端钩住，通过抖动或旋转最终使弹簧圈脱离导管。

好(图 17.4)。

讨论

内漏是由支架外腔隙存在血流造成的，并根据 1977 年 White 和 May 的定义对内漏进行分类。远端Ⅰ型内漏(ⅠB 型)的形成是由于支架远端下缘没有完全贴合而有持续存在血流。据报道，Ⅰ型内漏的发病率为 0~10%，而在合并短颈、钙化、扩张和扭曲的髂总动脉的病例中发病率更高。虽然一些内漏可以自发缓解，但远端Ⅰ型内漏也可出现许多不良后果，而这些不良后果难以预料，很大一部分需要提前干预。来自 EUROSTAR 的数据研究得出结论：远端Ⅰ型内漏是最终转化为开腹手术的独立性危险因素(RR 2.61,95%CI 1.29~5.28)。

通过认真筛选髂动脉支架的型号，以及确保置入时髂总动脉的贴合度可以很好地预防远端Ⅰ型内漏。如果发生内漏,就要选择合适的补救治施，包括使用球囊扩张进一步贴合支架附着处，延长支架到更远的髂动脉或髂外动脉。如果髂内动脉起始部被覆盖，则需要提前应用弹簧圈栓塞髂内动脉，来阻止血液逆流形成的内漏。但这项操作并非绝对安全，有一些报道指出髂内动脉栓塞后有 28% 的风险会因影响臀部供血而导致跛行，另外一些研究却报道并发症发病率很低。

应用 Palmaz 裸支架(Cordis)也可以使支架更加贴合，尤其对于因支架

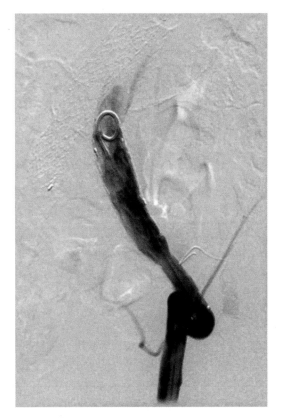

图 17.4 弹簧圈栓塞和髂动脉扩张后血管造影:Ⅰ型内漏完全消失,而且髂动脉系统血流良好。

局部折叠而导致的内漏更有效。然而,球囊扩张支架对原支架直径小于血管直径的病例效果欠佳。用弹簧圈或液体栓塞物质栓塞治疗是一项不错的选择。在大多数病例中,早发或迟发的远端Ⅰ型内漏可以通过扩张腔内支架远端来治疗。只有在发生支架相关感染、再次行血管内治疗失败或没有其他明确的漏口但动脉瘤持续扩大时,才能转为开腹手术。

为了预防迟发型远端Ⅰ型内漏的发生,要对 EVAR 术后患者进行长时间的随访监测。大多数的迟发型内漏可以通过再次行血管内治疗而避免复杂的开腹手术。

要点

- 远端Ⅰ型内漏可以在 EVAR 术后早发或迟发。
- 术前认真测量支架远端的直径，以及增加髂总动脉支架的覆盖和贴合可以减少Ⅰ型内漏的发生风险。
- 如果存在远端Ⅰ型内漏,对于大多数的病例来说,要尽快给予血管内治疗。
- 延长支架置入髂外动脉并联合髂内动脉弹簧圈栓塞是有效治疗方式。但是这种治疗方式有导致术后跛行的风险,在此之前准确评估双侧髂内动脉对盆腔灌注的影响是十分必要的。

总结

　　避免出现上述提到的并发症最好的方法是支架要贴合足够长的髂总动脉,一旦发生内漏,作者提到的治疗方法是很有效的。应尽量避免覆盖分支血管,但是在近端使用弹簧圈或其他栓塞剂的情况下,闭塞双侧的髂内动脉也是安全的,组织灌注可以通过侧支循环来保证。

推荐阅读

Bratby MJ, Munneke GM, Belli AM, Loosemore TM, Loftus I, Thompson MM, Morgan RA. How safe is bilateral internal iliac embolization prior to EVAR? Cardiovasc Intervent Radiol. 2008;31:246–53.

Liaw JVP, Clark M, Gibbs R, Jenkins M, Cheshire N, Hamady M. Update: complications and management of infrarenal EVAR. Eur J Radiol. 2009;71:541–51.

Rayt HS, Bown MJ, Lambert KV, Fishwick NG, McCarthy MJ, London NJ. Buttock claudication and erectile dysfunction after internal iliac artery embolization in patients prior to endovascular aortic aneurysm repair. Cardiovasc Intervent Radiol. 2008;31(4):728–34.

Vallabhaneni SR, Harris PL. Lessons learnt from the EUROSTAR registry on endovascular repair of abdominal aortic aneurysm repair. Eur J Radiol. 2001;39:34–41.

病例 18

EVAR 术后持续存在的 Ⅱ 型内漏与动脉瘤扩张

摘要

　　本病例采用弹簧圈栓塞肠系膜下动脉来治疗开窗型 EVAR 术后 Ⅱ 型内漏。

病史

　　患者男,78 岁,患有肾动脉旁型腹主动脉瘤,直径约 8.8cm,无症状,采用开窗型支架进行主动脉瘤腔内修复术。在置入支架 1 个月后,强化 CT 扫描(图 18.1a)显示了较大的 Ⅱ 型内漏,动脉瘤囊附近可见造影剂强化的肠系膜下动脉(IMA)(图 18.1b)。6 个月后,内漏仍然存在(图 18.1c),支架的右支闭塞,动脉瘤扩张至 10cm(图 18.1d)。由于出现内漏及动脉瘤持续性扩张,拟行血管造影并治疗内漏。

手术过程

　　超声引导下穿刺左侧股动脉。经肠系膜上动脉(SMA)血管造影证实存在由 IMA 通过 Riolan 弓供血的 Ⅱ 型内漏(图 18.2a)。应用三重同轴导管装置将导引导管置入肠系膜上动脉近端,再将 5F 导管推入结肠动脉中部,然后推入 Progreat 微导管(Terumo Medical Corp),微导管经 Riolan 弓进入肠系膜下动脉主干(图 18.2b)。通过原有的 CT 扫描评估肠系膜下动脉直径,置入 1 个 4mmVortex 弹簧圈(Boston Scientific)(图 18.3a)。尽管第 1 个弹簧圈由

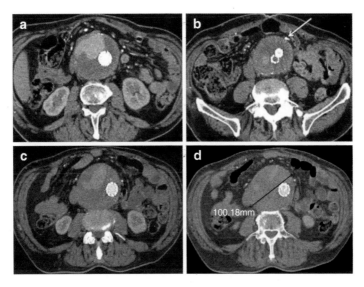

图 18.1　(a)第 1 次术后(1 个月)CT 扫描显示较大的 II 型内漏;(b)术后 1 个月 CT 扫描显示肠系膜动脉(箭头所示),而且可以看到右髂动脉闭塞;(c)术后 6 个月 CT 扫描显示持续存在的较大的 II 型内漏;(d)动脉瘤进一步扩大。

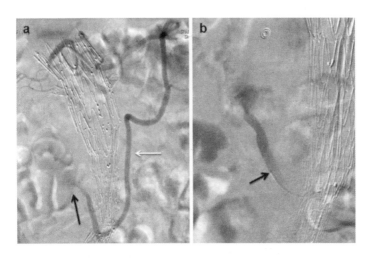

图 18.2　(a)选择性肠系膜上动脉血管造影(早期阶段),显示 IMA 通过 Riolan 弓(白箭所示)供血给 II 型内漏(黑箭所示);(b)在实施 Vortex 弹簧圈栓塞之前,将微导管置于 IMA(箭头所示)的主干。

于血流的冲击部分进入动脉瘤内,但是整个操作在 IMA 中完成得很好。当撤出微导管时, 弹簧圈却被微导管拉回到肠系膜下动脉分支——左结肠动脉、乙状结肠动脉和直肠上动脉分支水平(图 18.3b)。通过导丝将弹簧圈又重新推回到肠系膜下动脉主干, 然后将 5mm 弹簧圈放置在 4mm 弹簧圈的后方(图 18.3c,d)。最后血管造影显示没有血液再流入动脉瘤内(图 18.4a)。

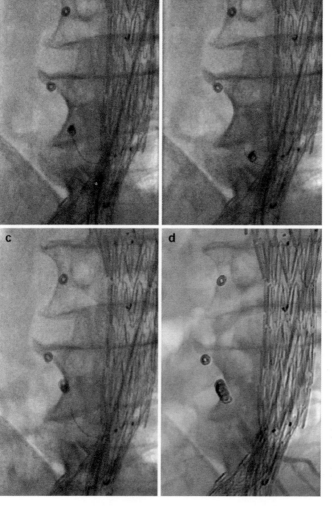

图 18.3　(a)在置入 4mmVortex 弹簧圈之后,撤回微导管时,弹簧圈被无意地拉回到 IMA 分出左结肠、乙状结肠和直肠上动脉分支水平;(b,c)用导丝将弹簧圈推回到 IMA 主干;(d)然后将另一个 5mm 弹簧圈放置在 4mm 弹簧圈的后方。

14 个月后的 CT 随访证实动脉瘤瘘口没有复发。2 年后的 CT 随访再次证实动脉瘤没有复发,并且最大直径缩小至 8.9cm(图 18.4b)。

讨论

　　II 型内漏较常见。据有关报道,20%~30% 的 EVAR 术后患者随访会发生内漏。它们可能在治疗后的任何时间段内发生,但大多数内漏引起的动脉瘤再破裂风险极低,约 80% 的内漏会自发消失。然而,并非所有 II 型内漏都无须治疗。有证据表明,如合并动脉瘤扩张,则需二次干预。如果 II 型内漏持续 6 个月以上,一些临床医师主张对其进行治疗。如果存在动脉瘤囊的进一步扩张,大多数医师认为必须治疗。动脉瘤的扩张程度不同,其治疗方法在各医院也有所不同。

　　明确的治疗方法包括经动脉栓塞和经腰栓塞(栓塞剂使用金属弹簧圈或液体栓塞剂)、经腹腔镜结扎供血动脉以及开放性外科手术。最常用的治疗方法是对供血血管进行栓塞,治疗的原理是栓塞动脉瘤的供血血管。栓塞后的初步结果是令人满意的,但栓塞供血动脉技术上是有挑战性的。经动脉栓塞存在较高的失败率,甚至高达 80%,因为流入和流出动脉瘤囊的血液可能来自多个侧支循环, 所以使用弹簧圈栓塞后仍可能存在持续性的 II 型内漏。对栓塞后仍存在内漏的患者也需要进一步治疗。

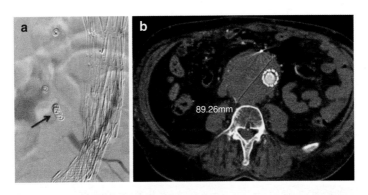

图 18.4　(a) 置入栓塞弹簧圈后的血管造影图像(箭头所示),此时动脉瘤囊没有血流;(b) 2 年后随访 CT 扫描显示 II 型内漏消失,动脉瘤缩小。

经腰穿刺栓塞首先是需要在 CT 引导下,使穿刺针直接进入内漏腔进行栓塞,然后再将患者转移到进行血管造影的介入手术室,进行弹簧圈栓塞后血管造影。经腰穿刺的栓塞可以作为初步治疗,也可以作为经动脉栓塞治疗失败后的二次治疗。有研究显示, 经腰直接穿刺栓塞技术的效果可能更持久,随访 8 个月仍然能够保持 90%的闭塞率。Mansueto 等应用另外一种栓塞方法治疗Ⅱ型内漏也取得了很好的效果, 该项技术通过下腔静脉直接穿刺动脉瘤,并将栓塞剂注射到动脉瘤囊中,直到瘤囊内没有血流为止。动脉瘤囊内压力测量可用于确认是否栓塞成功以及是否完全消除动脉瘤。早期的结果表明,这种技术与经腰部穿刺栓塞效果相当。除弹簧圈外,包括 Onyx胶、黏合剂、凝血酶和氰基丙烯酸酯也可以作为栓塞剂进行栓塞。

经腹腔镜进行腹膜血管结扎是另一个技术, 包括肠系膜下动脉和腰动脉的结扎。进一步的治疗选择是外科手术进行动脉瘤囊开窗, 打开动脉瘤囊,去除血栓,再缝合血管壁的同时结扎反流进入瘤囊的供血血管。开放性外科手术适用于:不能微创治疗或微创治疗失败、动脉瘤较大且逐渐扩张的情况。

术前影像评估显示,肠系膜下动脉可能与晚期Ⅱ型内漏相关。基于这一点,可以考虑在腹主动脉瘤修复术之前或期间,预防性栓塞肠系膜下动脉。但这种干预措施并没有减少Ⅱ型内漏的发生。因此, 当评估Ⅱ型内漏患者时,应较密切随访并进行早期干预的风险-收益评估,且应考虑患者的年龄、腹主动脉瘤的大小、累及的血管以及任何治疗的预期疗效。

要点

- 术前 CT 评估发现有粗大的肠系膜下动脉或 2 个以上腰动脉的患者,其发生Ⅱ型内漏的风险增大。
- 尚无明确的证据表明术前或术中行肠系膜下动脉或腰椎动脉栓塞更为合理。
- Ⅱ型内漏的动脉瘤如果较稳定或逐渐缩小,可以保守治疗。
- 导管栓塞技术是动脉瘤逐渐扩大的Ⅱ型内漏的首选治疗方案。
- 如内漏存在复发,可能需要重复多次介入手术。

• 含有多个流入/流出侧支的复杂内漏可能不适用于栓塞或腹腔镜结扎。

总结

此病例表明，经肠系膜上动脉进行肠系膜下动脉栓塞治疗合并动脉瘤扩张的 II 型内漏是可行的。

一般来说，尽管大多数学者认为动脉瘤囊性扩张是危险的，但 II 型内漏与晚期动脉瘤破裂甚至导致死亡的相关证据并不多。如果发生这种情况，建议对 II 型内漏进行治疗。

关于经动脉栓塞与经皮腰部穿刺栓塞的相对优势目前尚无定论。不同医院对两种技术的选择存在分歧，技术的选择归结于个人偏好。然而，很少有证据表明，通过其中任一途径能够完全防止动脉瘤进一步扩大和动脉瘤后期破裂。

显然，在这个领域需要更多的研究来解答上述问题。

推荐阅读

Buth J, Harris PL, Van Marrewijk C, Fransen G. Endoleaks during follow-up after endovascular repair of abdominal aortic aneurysm. Are they all dangerous? J Cardiovasc Surg (Torino). 2003;44(4):559–66.

Jones JE, Atkins MD, Brewster DC, Chung TK, Kwolek CJ, LaMuraglia GM. Persistent type 2 endoleak after endovascular repair of abdominal aortic aneurysm is associated with adverse late outcomes. J Vasc Surg. 2007;46:1–8.

Jonker FHW, Aruny J, Muhs BE. Management of type II endoleaks: preoperative versus postoperative versus expectant management. Semin Vasc Surg. 2009;22:165–71.

Mansueto G, Cenzi D, Scuro A, Gottin L, Griso A, Gumbs AA, et al. Treatment of type II endoleak with a transcatheter transcaval approach: results at 1-year follow-up. J Vasc Surg. 2007;45(6):1120–7.

van Marrewijk CJ, Fransen G, Laheij RJF, Harris PL, Buth J, EUROSTAR Collaborators. Is a type II endoleak after EVAR a harbinger of risk? Causes and outcome of open conversion and aneurysm rupture during follow-up. Eur J Vasc Endovasc Surg. 2004;27:128–37.

病例 19

腹主动脉瘤腔内修复术后肾动脉闭塞及肾动脉支架术中导管拔出困难1例

摘要

　　本病例回顾了腹主动脉瘤腔内修复术中主动脉覆膜支架覆盖肾动脉导致肾动脉闭塞的处理方法。

病史

　　患者男,75 岁,患有无症状腹主动脉瘤(AAA)。术前 CT 扫描显示存在直径 7.8cm 的肾动脉下 AAA,主动脉瘤颈短且呈倒锥形(图 19.1a)。行腹主动脉瘤腔内修复术(EVAR),置入 Zenith 分叉支架(Cook Inc)。Zenith 支架的主体部分下端置于右侧股动脉中。血管造影显示左侧肾动脉口被支架的覆膜部分覆盖(图 19.1b)。尝试将支架向下移动,然而并不成功,瘤颈的倒锥形结构限制了支架的移动,遂决定行左侧肾动脉支架置入术。

手术过程

　　尝试将反向弯曲的导管经腹主动脉上部进入左侧肾动脉,但比较困难。在试图撤出导管的过程中, 覆膜支架的锚定部分因被拉动而出现中间变形(图 19.2a)。导管似乎由于被支架锚定部分的底部"V"字型金属网卡住不能撤回(图 19.2b)。为了将导管从被卡位置撤回,将导管鞘沿导管推进,使导管

80

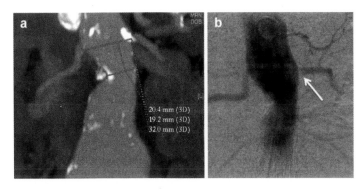

图 19.1 (a)CT 冠状位重建图像显示短而呈倒锥形的主动脉瘤颈和双侧肾动脉;(b)支架术后造影显示覆膜支架覆盖了左侧肾动脉(箭头所示)。

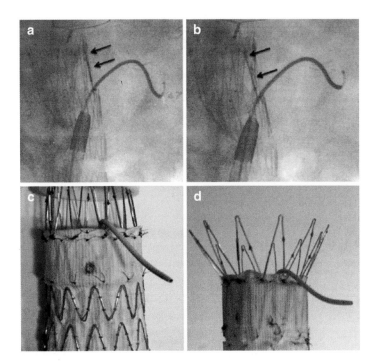

图 19.2 (a)反向弯曲的导管"楔入"裸露锚定部分"V"型金属网底部。(b)当试图拔除导管(c,d)时,可以看到不透射线标记杆(箭头所示)向两侧移动,图中显示了(a,c)X 线改变。

上抬以利于撤出(图 19.3a),最终成功撤回导管。然后,再次将导引导丝和导引导管通过支架支撑杆之间空间较大的部位成功地导入左侧肾动脉 (图 19.3b)。随后,将 6mm×17mm Palmaz Genesis 球囊扩张支架(Cordis)放置到左侧肾动脉内(图 19.4a),左侧肾动脉血流恢复。患者术后病情平稳,康复出院。

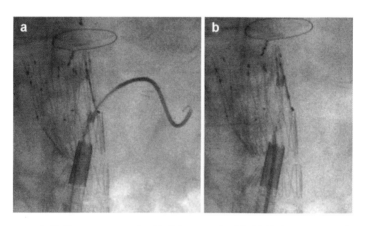

图 19.3   (a)导管鞘使导管上抬,得以顺利回撤被卡住的导管;(b)导管和导丝在主动脉支架腔内,并且穿过支架支撑杆之间的较大空间进入左侧肾动脉。

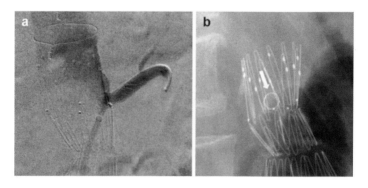

图 19.4   (a)球囊扩张支架置入后血管造影显示,左侧肾动脉血流量恢复良好;(b)腹部侧位像显示,肾动脉支架通过了覆膜支架锚定柱 V 型结构的最宽处(箭头所示)。

讨论

　　安全的近端封堵是 EVAR 成功的标志。腹主动脉瘤颈部较短的患者通常不能从肾动脉下方行 EVAR。如需治疗，支架在肾动脉口附近的精确定位至关重要。如果动脉瘤颈和瘤体呈一定角度，精确的支架定位将更加困难。如果肾动脉开口被支架覆盖，可能会出现严重并发症。早期发现肾动脉闭塞并积极处理至关重要。

　　文献报道，EVAR 术后肾动脉闭塞率约为 1%，闭塞后肾梗死的发生率约为 1.5%，这一数字也包括副肾动脉闭塞。支架的覆膜部分覆盖肾动脉开口可增加肾衰竭、肾实质损伤和肾性高血压的风险，以及依赖透析生存的风险。文献报道，单侧肾动脉被覆盖可能会导致肾功能损伤和肾性高血压的加重，但不会有血液透析的风险。

　　如果覆膜支架覆盖了肾动脉，首先可以尝试通过牵拉支架下端使支架下移。这一技术的尝试取决于患者的临床状况、使用的支架类型以及肾动脉被覆盖的节段。在完全释放支架之前如果注意到肾动脉可能被覆盖，控制导管通过牵拉释放装置的尾端来调整位置，避免完全覆盖肾动脉，并保持肾动脉血流灌注不受影响，则后续不用再进行其他的手术干预（图 19.5）。据报道，下移调整支架也可以将一根导丝穿过支架的分叉，并用圈套器将导丝从

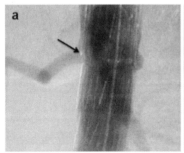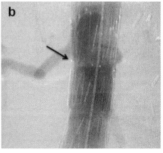

图 19.5　(a)右侧肾动脉开口部分被覆盖(箭头示支架覆膜部分的标记)，患者之前左肾被切除；(b)手术过程中发现肾动脉不完全覆盖，这时支架还未完全释放；因此，可以通过调整支架位置避免肾动脉被覆盖(箭头示覆膜标记现在位于右肾动脉开口下方)。

对侧髂动脉回撤,再将一根导管穿过导丝,并从对侧腹股沟穿出,然后通过牵拉导管、导丝移动支架来调整位置,以恢复受影响的肾动脉血流。再者,也有通过在支架内充盈球囊并牵拉球囊来调整支架位置的方法。

如果术后调整支架位置失败,肾动脉开口未被完全覆盖,则可通过股动脉或肱动脉穿刺进行肾动脉介入治疗,这种情况下导丝导管进入肾动脉并不是很困难,随后可以将支架置于受影响的肾动脉开口以恢复肾动脉灌注。置入裸支架或覆膜支架可依据个人偏好,我们倾向于使用球囊扩张的裸支架来处理肾动脉被覆盖的问题。如果存在严重的肾动脉闭塞,则只能通过肱动脉途径实现肾动脉再通。EVAR 术后肾动脉支架的短期和中期畅通率非常好,进一步证实其相对其他更有创的方法效果更好。

外科血运重建也是可选择的肾动脉急性闭塞的治疗方式,其可通过肝肾动脉、脾肾动脉、髂肾动脉和胸主动脉旁路来实现肾动脉供血。介入手术转换为开放性手术修复也是一种方法,然而,由于覆膜支架影响,外科手术有较高难度的挑战性,死亡率较高。但在文献中仍然有肾动脉被覆盖后转换为开放性手术成功的报道。

最后,血管造影图像也存在误差。可能由于图像投照角度不同出现判断错误,并对支架的准确置入产生影响。大多数医师通常通过调整血管造影机的投照角度来确定肾动脉位置。还有一些其他的辅助措施,可以增加近端支架置入的准确性并最大程度保留肾动脉血流。其中一种方法是将一根导管留在血流最好的肾动脉一侧,支架置入后再撤回该导管。

要点

- 支架置入后,如果造影显示肾动脉显影不良,提示支架可能覆盖了肾动脉开口。
- 如果术后腹主动脉支架位置调整失败,可以考虑置入肾动脉支架。
- 覆膜支架的裸金属部分是导管和导丝通过或回撤的陷阱。
- 应采取措施确保肾动脉支架通过支架裸金属的最宽部分(图 19.4b)。如果导引导管(或导管鞘)穿过裸支架进入肾动脉时有阻力,则可能是导管试图通过较窄的 V 型网之间,应重新定位。

●如果医师在术前能够熟悉并了解支架和输送系统的使用，则在 EVAR 期间排除故障就比较容易。

总结

这个病例阐述了如何处理介入手术中接连发生的两个相关并发症。对肾动脉无意的覆盖应及时确认和纠正。如果支架不能调整，则需要在肾动脉中置入支架。肾动脉导管插入和撤出并不总是顺利的，良好的导线和导管操作技能对于避免引起进一步的损伤和提高成功率至关重要。

推荐阅读

Greenberg RK, Chuter TA, Lawrence-Brown M, Haulon S, Nolte L. Analysis of renal function after aneurysm repair with a device using suprarenal fixation (Zenith AAA Endovascular Graft) in contrast to open surgical repair. J Vasc Surg. 2004;39:1219–28.

Hiramoto JS, Chang CK, Reilly LM, Schneider DB, Rapp JH, Chuter TAM. Outcomes of renal stenting for renal artery coverage during endovascular aortic aneurysm repair. J Vasc Surg. 2009;49:1100–6.

Lin PH, Bush RL, Lumsden AB. Endovascular rescue of a maldeployed aortic stent-graft causing renal artery occlusion: technical considerations. Vasc Endovascular Surg. 2004;38:69–73.

Maher H, Geroulakos G, Hughes DA, Moser S, Shepherd A, Salama AD. Delayed hepato-spleno-renal bypass for renal salvage following malposition of an infrarenal aortic stent-graft. J Endovasc Ther. 2010;17(3):326–31.

Weinberger JB, Long GW, Bove PG, Uzieblo MR, Kirsch MJ, Richey KA, et al. Intentional coverage of a main renal artery during endovascular juxtarenal aortic aneurysm repair in symptomatic high-risk patients. J Endovasc Ther. 2006;13(5):681–6.

病例 20

EVAR 期间分支支架异常释放的处理方法

摘要

　　本病例阐述了在 EVAR 手术过程中，分支支架被错误放置到主体支架外,此类并发症的处理。

病史

　　患者男,83 岁,在无症状 AAA 手术中尝试植入分支支架。支架的主体部分通过右侧股动脉置入。此后,对侧衔接分支支架意外放置在主体支架外,分支支架近端部分位于动脉瘤囊内(未与支架主体衔接)(图 20.1a)。作为临时补救措施,插入右至左的股-股动脉转流管以保证左侧下肢供血,随后将患者转到专科医院进行会诊。会诊决定重建两侧髂动脉血流并移除置入的转流管。

手术过程

　　初步血管造影显示对侧分支支架放置位置有误，左侧髂动脉仍有血流通过。将一根导丝从右侧股动脉置入,沿着左侧髂总动脉侧壁进入动脉瘤囊内,然后从右侧进入一根预先弯曲的导管,交换亲水涂层的导丝从主体支架左侧的短支穿出,然后再从左侧股动脉穿刺入路,在左侧髂动脉使用圈套器捕获该导丝,并完成股-股导丝连接通道,通过左侧导丝引入导管并越过肾动脉上行至腹主动脉,确认导丝在主体支架内,再利用 Coda 球囊(Cook Inc)在分支支架开口处扩张。

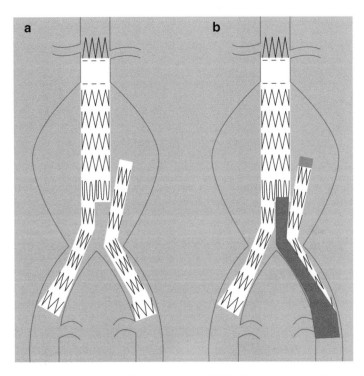

图 20.1　(a) 分支支架放置位置错误; (b) 欲将错误放置的支架纠正后的位置。最初的对侧分支已经使用弹簧圈进行了栓塞, 髂外动脉的血流通过新支架得到供应。

使用栓塞弹簧圈 (10mm 和 12mm) 栓塞左侧髂动脉上部, 以防止继续发生内漏。经左侧推入的导丝在左侧髂动脉处放置 1 个全新的分支支架 (12mm×122mm)。其近端和主体支架重叠了分支支架的 1/4 长度, 远端延伸到左侧髂外动脉内 (图 20.1b), 并覆盖闭塞了左侧髂内动脉开口。由于左侧髂总动脉内存在先前放置错误的支架而限制了髂动脉的空间, 所以再置入直径 10mm 的 Palmaz Genesis 球囊后扩张分支支架 (Cordis) 至 12mm (图 20.2a)。通过 12mm×60mm 的 Wallstent 支架 (Boston Scientific) 调整左髂动脉支架位置。置入后血管造影显示这段血管没有血流, 随后进行血栓清除术并重新恢复血流。再造影显示 2 个髂动脉支架内血流良好, 并且未发现内漏。患者情况恢复平稳, 随访时无血流动力学问题。

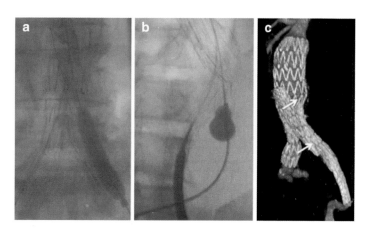

图 20.2 (a)新的髂股支架已经正确地放置放在左侧主体短支和髂外动脉内。由于髂动脉内有错误放置的支架导致髂动脉空间变小,Palmaz 支架释放后再用球囊充分扩张管腔;(b)成形球囊膨胀成"蘑菇"外观证实,导丝通过对侧的支架内腔并准确定位进入主体支架内;(c)容积成像 CT 图像显示新支架(箭头所示)展开良好,以及原来放置失败的支架位置。(扫码见彩图)

讨论

标准的肾动脉下 EVAR 手术时对侧皮导管置入是关键步骤之一。支架的位置设计和动脉瘤的形态都要在置入分支支架时充分考虑。对侧分支支架错位将导致整个 EVAR 手术失败,并需要转换为开放性手术来修复。来自EUROSTAR 注册研究数据显示,2%~3%的患者需要转换为开放性手术修复。

有几个技巧有助于确保导丝进入到主体支架腔内。最简单的方法是将一根猪尾导管(导丝在导管内)直接推进到主体支架内,然后在透视下旋转导管。如果猪尾导管在支架内旋转自如,则导管位于支架腔内,否则导管可能位于支架与动脉瘤壁之间。其他的选择包括正侧位投影以确定导丝导管在支架内的位置,或在主体支架的短支中使用 Coda 球囊。球囊如果充盈成"蘑菇"状则证明进入了支架腔内(图 20.2b)。

选择最合适的一侧血管穿刺置管,可以使导管更容易插入主体支架内,在此之前需要仔细观察术前血管成像以分析血管的解剖结构。选择不同类型的导管和导丝也很必要。如果不能从对侧股动脉直接进入主体支架腔内，则可以采用该病例中的方式，从一侧股动脉进入并将导丝越过分叉，然后从对侧抓捕该导丝再从另一侧拉出，形成连接两侧股动脉的通路。也可以通过从肱动脉穿刺，使导管导丝从上面进入支架腔内。

如果支架置入发生异常，那么可能需要转换为开放性手术，因为主动脉已经置入了支架，所以开放手术也很复杂。将原先置入的分叉支架当作单臂支架应用，那么就需要闭塞对侧的支架短支和髂动脉，然后再行股-股动脉搭桥以确保对侧下肢的血液灌注。这种术式的治疗，必须保证通过单侧的髂动脉以保证双下肢的血供。本病例采用了一种血管内的解决方案，使血流通过患者髂动脉分支支架直接灌注下肢(图 20.2c)。

要点

- 术前需要对影像仔细评估，才能保证分支支架成功放置。
- 可利用一些技巧，确保在放置对侧分支支架之前导丝和导管位于主体支架腔内。
- 为了确保定位准确，应熟悉组合支架的构造及其不透射线的支架标记的位置。
- 支架放置失误后应首选经血管腔内措施来补救，然后再考虑开放性外科手术。

总结

该病例由于分支支架错误放置在主体支架之外，术者采用了比较理想的后期补救方案。

显然，分支支架放置在主体支架之外是 EVAR 技术失败的根本原因，这种失误应不惜一切代价避免。本文作者也介绍了可用于避免对侧分支支架放置不当的技巧。一旦出现对侧分支支架放置失误，通常的解决办法是通过插入新的单边支架系统或 Coverter 转换系统(W. Cook)将分支支架形态转化为单边支架形态，然后进行双侧股动脉搭桥。

上述病例中,作者描述了一个新的补救方案。如果发生了分支支架放置在主体支架之外或分支支架与主体支架错位,可以考虑应用此项技术。

推荐阅读

Buth J, Laheij RJ. Early complications and endoleaks after endovascular abdominal aortic aneurysm repair: report of a multicentre study. J Vasc Surg. 2000;31(1 Pt 1):134–46.

Cuypers PW, Laheij RJ, Buth J. Which factors increase the risk of conversion to open surgery following endovascular abdominal aortic aneurysm repair? The EUROSTAR collaborators. Eur J Vasc Endovasc Surg. 2000;20(2):183–9.

Dawson DL, Terramani TT, Loberman Z, Lumsden AB, Lin PH. Simple technique to ensure coaxial guidewire positioning for placement of iliac limb of modular aortic endograft. J Interv Cardiol. 2003;16(3):223–6.

微信扫码

加入【读者社群】
领取【推荐书单】

病例 21

EVAR 术后分支覆膜支架与主体支架分离继发Ⅲ型内漏

摘要

本病例主要描述行腹主动脉瘤腔内修复术后，影像学随访以明确支架整体结构是否发生分离以及发生此类情况后的处理方法。

病史

患者男,68 岁,患有Ⅳ型胸腹主动脉瘤,采用分支型覆膜支架进行腹主动脉瘤腔内修复术。该支架在尾端为腹腔干、肠系膜上动脉和右侧肾动脉设计了分支。在头端为左侧肾动脉设计了一个分支,左侧肾动脉在右侧肾动脉水平之下,其发自主动脉,并且是由下往上走行。支架的放置非常成功,而且放置在各内脏动脉的分支也都与主覆膜支架连接完好。值得一提的是,在左侧肾动脉也成功放置了 1 枚 5mm×59mm 的 Atrium 支架(Atrium)。左侧肾动脉开口处支架直径后期被扩张到 7mm, 而开口后方的支架直径后期被扩张到 6mm。

随访 1 个月和 6 个月的 CT 复查结果显示支架各分支均未见明显异常,动脉瘤的直径也未见改变。1 年后复查 CT,所有的分支都能显影,但腹部平片与之前的图像相比,显示左侧肾动脉支架几乎完全与主干脱离(图 21.1a,b)。

手术过程

血管造影显示左侧肾动脉内的 Atrium 支架几乎完全与主干分离 (图

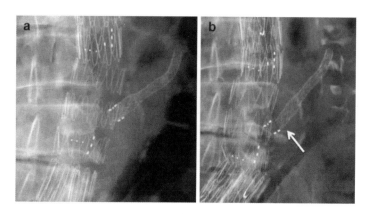

图 21.1 (a)EVAR 术后 1 个月左侧肾动脉分支放大图像,显示左侧肾动脉支架的最初位置;(b)1 年后图像显示左侧肾动脉支架几乎完全脱离(箭头所示)。

21.2a),但没有明显的内漏。置入 8F 鞘管,超选左侧肾动脉,将一根 Rosen 导丝(Cook Inc),置于左侧肾动脉内。在原有肾动脉支架内再放置 1 枚 7mm×40mm 的 Fluency 自膨式支架(Bard Peripheral Vascular Inc),使其能够良好地覆盖原有支架,并与腹主动脉支架稳定连接(图 21.2b)。复查造影可见该段血管血流通畅,未见其他异常(图 21.2c)。使用 8F Angio-Seal 血管闭合器(St. Jude Medical)处理腹股沟穿刺点。该患者无其他并发症,而且恢复良好。

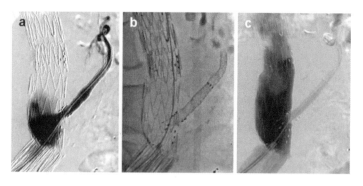

图 21.2 (a)血管造影显示左侧肾动脉支架与腹主动脉覆膜支架脱离,但没有内漏形成;(b) 透视图像显示 1 枚 7mm×40mm 的 Fluency 自膨式支架来连接腹主动脉支架和左侧肾动脉的原有支架;(c)支架置入后血管造影显示桥支架的位置,其连接了腹主动脉覆膜支架和肾动脉支架。

讨论

对于解剖结构复杂且行主动脉开放性手术风险较大的患者，可以利用开窗支型或带分支的覆膜支架进行腹主动脉瘤腔内修复术。这种技术是可行的，而且死亡率较低。分支型支架是组装式设计的支架。组装式设计的缺点是在以后的随访中分支部分存在脱离的可能性。肾动脉下支架发生分离的概率约为 1%（图 21.3 至图 21.5）。因为连接腹部分支动脉的短支架也可能会与主支架发生分离，这使得分支型支架发生分离的可能性又增加了，这是一种新的故障形式。支架组件之间发生分离可能是由于受到血流动力学的影响。组装式支架仅依靠不同组件之间重叠后的摩擦力来保持结构的稳定性。组件分离也可能是由于解剖结构的改变。先进的动态 CT 能够显示心脏搏动和呼吸循环时支架的运动。这种运动有可能导致脏器支支架出现问题，也可能与分支支架的分离存在一定关系。

组件分离可能会导致严重后果，其是导致Ⅲ型内漏的三个可能性原因之一。Ⅲ型内漏与动脉瘤破裂相关，因此需要积极地进行再次介入手术。在大部分病例中，组件虽然分离，但血管腔并没有闭塞，所以可以再放置 1 枚连接支架进行补救治疗。无论在支架术中还是术后随访中，对此类患者的管理重点在于采取有效的预防措施。选择合适的支架组件和放置时保证足够的重叠长度是很有必要的。除此之外，密切观察各组件的连接点也非常关键，必要时可在完全分离开之前进行干预。支架移位可发生在任何时间点，图 21.3 和图 21.4 显示 1 例行 Vanguard 支架置入的患者，术后 10 年复查腹部平片提示支架发生了分离。新一代的装置发生分支分离的情况并不多见，但随着装置的越发复杂以及组件的增多，支架分离的形式也在增多，应密切监测病情变化。

要点

- 在支架移位之前，如果能尽早确定组件间的分离，可以防止严重并发症的发生，并且能够应用血管内方法进行再治疗。

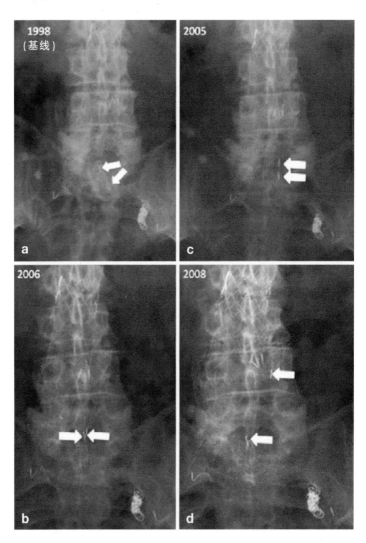

图 21.3　(a,b)Vanguard 支架后方显示左侧髂动脉分支支架分离。1998 年和 2005 年复查该支架各组件还互相重叠;(c)2006 年复查显示该组件轻度分离;(d)到 2008 年复查完全分离。箭示分离后各分支支架标记点的位置。

• 复查腹部平片时,支架上的标记点是非常重要的,对于不同的厂家,标记点的形式也不相同,但对于预测是否发生移位至关重要。

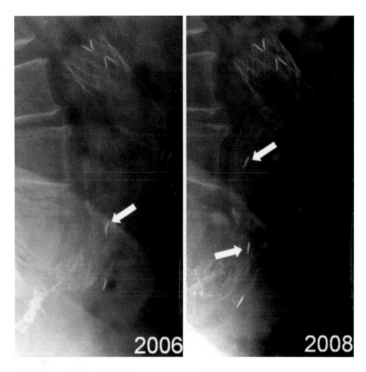

图 21.4　和图 21.3 是同 1 例患者。2006—2008 年间侧位腹平片显示髂动脉分支移位,分支支架近端翘起;箭头示标记点的位置和组件的位移。

总结

主动脉支架的分支支架与内脏动脉的连接处发生移位是不常见的,但也有一些此类并发症的报道。

很多术者喜欢选择自膨式分支支架,例如 Fluency 装置(Bard),而不选择顺应性更小的球囊扩张式支架,如此病例。这是因为自膨式支架可能更能耐受主动脉搏动时的张大,从而减少了分支支架和主支架分离的风险,但这只是主观猜测,并未被证实。

本文作者建议对患者进行终身影像学随访,以便及时发现少数应用常规有孔型分支支架进行了 EVAR 的患者出现组合支架组件间的分离现象。一旦发现,治疗手段即在分离的支架之间再置入连接支架,很多情况下,实施这项技术操作的难度并不大,成功率很高。

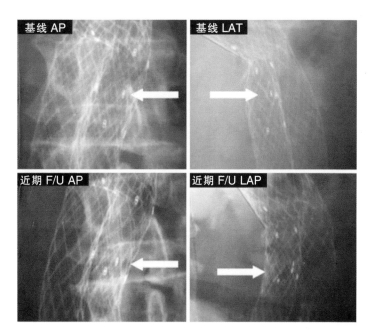

图 21.5　带 AP 的 AneuRx 支架(Medtronic)置入后随访的侧位腹平片,可见组件的位移,通过多位置投照摄片可以显示标记点标记的位置(箭头所示)。

推荐阅读

Chuter TA. Stent-graft design: the good, the bad and the ugly. Cardiovasc Surg. 2002;10(1):7–13.

Draney MT, Zarins CK, Taylor CA. Three-dimensional analysis of renal artery bending motion during respiration. J Endovasc Ther. 2005;12(3):380–6.

Kaandorp DW, Vasbinder GB, de Haan MW, Kemerink GJ, van Engelshoven JM. Motion of the proximal renal artery during the cardiac cycle. J Magn Reson Imaging. 2000;12(6):924–8.

Muhs BE, Verhoeven EL, Zeebregts CJ, Tielliu IF, Prins TR, Verhagen HJ, et al. Mid-term results of endovascular aneurysm repair with branched and fenestrated endografts. J Vasc Surg. 2006;44(1):9–15.

Powell A, Benenati JF, Becker GJ, Katzen BT, Zemel G, Tummala S. Postoperative management: type I and III endoleaks. Tech Vasc Interv Radiol. 2001;4(4):227–31.

Schlosser FJ, Mojibian HR, Dardik AL, Verhagen HJ, Muhs BE. Pitfalls and complications of fenestrated and branched endografts. Endovascular Today. 2008(February):56–61.

病例 22

经皮穿刺肾造瘘术后出血

摘要

　　本病例讨论了尿路梗阻继发脓毒血症患者行经皮穿刺肾造瘘术术后出血的治疗。

病史

　　患者女,73 岁,因腹部和盆腔增强 CT 扫描发现右侧肾积水和输尿管积水,到介入放射科住院治疗。既往史:近期阑尾炎切除史。患者就诊时,患大肠杆菌尿路感染,继发菌血症。肾积水和远端输尿管梗阻的原因尚不清楚,但是怀疑为继发于盆腔感染后的输尿管狭窄,或与累及双侧的复杂卵巢囊肿和妇科疾病有关。

手术过程

　　考虑到患者患脓毒血症,需紧急行右侧肾脏造口术。首先穿刺肾脏的上极肾盏,但是导丝进入困难,需要在透视下穿刺肾脏中部后侧肾盏。但不幸的是, 肾脏造瘘置管 6 小时后, 患者的病情因为穿刺后肾出血而进行性恶化。紧急行增强 CT 扫描,扫描显示肾脏造瘘置管在肾实质内,右侧肾脏明显肿胀并且显示多个部位的造影剂外渗,证实其存在活动性出血。腹膜后有 1 个大血肿(图 22.1)。

　　CT 扫描后,紧急行右侧肾动脉栓塞,左侧股动脉置入 6F 鞘,C1 型眼镜蛇导管选择性置入右侧肾动脉,造影证实了肾脏存在多个部位的出血。首先

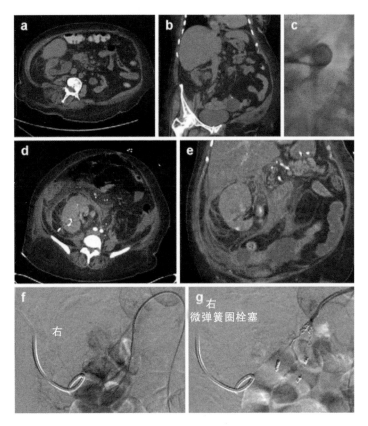

图 22.1 (a,b)轴位和冠状位 CT 图像显示输尿管梗阻后扩张的右侧肾脏;(c)穿刺右侧肾脏上极失败后,在超声和透视引导下再次行肾脏穿刺引流管置入术;(d,e)螺旋 CT 显示肾包膜下血肿;(f,g)血管栓塞之前造影显示多个出血点,微弹簧圈分别栓塞动脉远端出血点后造影。

对出血动脉远端置入微弹簧圈,为了进一步控制出血,肾动脉近端分支也用数枚弹簧圈进行栓塞。

　　患者在监护病房通过正压通气、血液透析和联合抗生素治疗逐渐恢复。随后为了引流肾脏周围的血肿而进行了清除血肿的外科手术。恢复后这例患者因持续的慢性肾功能不全而需进行透析治疗。

讨论

　　肾造瘘合并大出血需要输血和介入治疗者占 2%~4%。少量的血尿常见于经皮肾脏造瘘术,但是这种少量出血是自限性的。精准穿刺肾脏的相对无血管区(Brödel 区)对于预防出血性并发症十分关键,这个部位位于肾动脉的背侧和腹侧分支之间。在常规的肾脏穿刺定位中,这个安全区域对应于后向肾盏的长轴。

　　在大多数情况下,肾造瘘术中出现明显的出血时,直径小的穿刺道可在置入引流导管后自然止血,对于较大的穿刺道出血口可用球囊扩张导管进行压迫止血。如果上述办法失败,在肾脏造瘘置管术后或引流管移除后数天仍有出血,需要应用血管造影术进行评估,判断其是否存在肾动静脉瘘、假性动脉瘤或血管瘤的可能。大多数的血管损伤是可以通过导管栓塞解决的,很少需要进行外科手术干预。选择性地对动脉分支进行栓塞会导致一小部分肾脏出现梗死,但会保留大部分肾实质的功能。

　　在这个病例中,肾脏造瘘置管引流术可能是引起肾周和腹膜后出血的原因,因此,选择安全适当的引流管是防止出血的重要因素。

要点

　　• 肾脏穿刺造瘘术的安全穿刺点是肾脏下极后外侧的肾盏。这个部位肾盏多且动静脉分支较少。而在肾上极,肾后动脉和肾上动脉位于肾盂肾盏的后侧(与肾盂肾盏同一水平),因此,穿刺肾上极理论上更容易损伤血管。

　　• 穿刺次数越多,越有可能损伤到较大的肾动脉。应尽量避免在肾脏内侧(漏斗或肾盏)和上极穿刺。

　　• Brödel 区线位于肾前动脉与肾后动脉的分水岭区并靠近肾脏的外周。沿着这条线穿刺可减少损伤主要血管的风险。

总结

　　肾穿刺造瘘术的并发症的发生率和范围已经被很多文献报道过,临床指南也列出了相关并发症的种类。出血并发症常发生于有出血倾向和无法辨认正常肾脏解剖的患者中。关于凝血状态,临床指南建议 INR<1.5,血小板计数>50 000。理论上,出血的风险在使用微小穿刺针后会降低,但这并没有被临床证实。

当出血发生后,应根据肾脏出血后的临床表现而采取相应的处理措施。少量的血尿往往不需要采取任何措施,因为出血会在几天内停止。造成血红蛋白缓慢下降的出血应给予处理。这常常是静脉出血或小动脉出血,要置入合适的引流导管,利用引流导管的压迫效应止血,直到愈合。一旦尿液透亮后,导管应通过导丝小心拔除,并且引流导管的移除应在介入手术室内完成。如果一旦有出血倾向,立即进行压迫止血或行血管造影对出血动脉进行介入栓塞治疗。造影可能不能显示某些活动性出血,但若在移除导管的同时注入造影剂,较大概率会显示活动性出血。

从临床的角度来说,如果起初出血量就很大,应立即进行血管造影和栓塞。肾造瘘术中的动脉出血首选弹簧圈栓塞。

推荐阅读

ACR – SIR – Practice guideline for the performance of percutaneous nephrostomy. http://www.acr.org/~/media/ACR/Documents/PGTS/guidelines/Percutaneous_Nephrostomy.pdf. Accessed 10 Feb 2013.

Clark TW, Abraham RJ, Flemming BK. Is routine micropuncture access necessary for percutaneous nephrostomy? A randomized trial. Can Assoc Radiol J. 2002;53:87–91.

Consensus guidelines for periprocedural management of coagulation status and hemostasis risk in percutaneous image-guided interventions. http://cirse.org/files/File/SOP/Periprocedural.pdf. Accessed 10 Feb 2013.

Dyer RB, Regan JD, Kavanagh PV, Khatod EG, Chen MY, Zagoria RJ. Percutaneous nephrostomy with extensions of the technique: step by step. Radiographics. 2002;22(3):503–25. Review.

Horton A, Ratnam L, Madigan J, Munneke G, Patel U. Nephrostomy – why, how and what to look out for. Imaging. 2008;20:29–37.

病例 23

移植肾穿刺造瘘术后肠道损伤

摘要

　　本病例阐述了在经皮肾造瘘术的过程中出现肠穿孔的治疗方案,并对如何减少这种风险提出了建议。

病史

　　患者男,55岁,输尿管支架取出术1周后出现肾功能进行性恶化,伴右侧移植肾出现肾积水。患者于9个月前行肾移植手术,后由于远端输尿管狭窄而出现梗阻,遂行输尿管扩张和支架置入术。

手术过程

　　在超声引导下进行移植肾的肾盏极间穿刺。术中超声显示,肾包膜位于皮肤表面下2cm处,中间无其他结构。应用Seldinger技术穿刺进入肾盂和输尿管并对输尿管进行持续扩张,插入1个8F肾造瘘管。造影显示,移植肾和输尿管吻合处从远端开始逐渐变细, 这种变化和已知的远端输尿管狭窄造成的输尿管梗阻症状一致(图23.1a)。然而造影剂能排泄入膀胱,证实输尿管部分梗阻。行肾脏造口置管并将其固定在皮肤上。

　　在操作过程中,患者感觉不适,尤其是在扩张输尿管的过程中患者出现腹痛症状,并且这些症状持续存在,在导管插入膀胱后并未缓解。再次行超声复查并未发现血肿或肾周积液,为进一步诊断而急查CT。

　　CT扫描显示肾造瘘管在进入肾脏前穿过小肠(图23.1b)。移植手术团

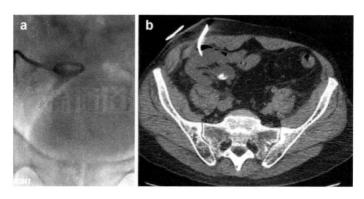

图 23.1　(a)肾动脉造瘘后的造影;(b)CT 扫描,肾脏造瘘置管在到达肾脏之前似乎穿过小肠。

队分析了该病例后建议置入第 2 个肾脏造瘘管来引流（第 1 个造瘘管暂留在原位),之后行开腹探查移除第 1 个肾造瘘管,如有肠穿孔,则进行肠穿孔修补。最终这个手术成功完成,并切除了远端狭窄的输尿管,且进行了输尿管再植术。患者的所有手术都很成功,术后患者康复,而且肾功能相关指标也得到了改善。

讨论

经皮肾造瘘术(PCN)后内脏损伤概率<0.5%,以结肠损伤更为多见。可能会增加邻近器官、内脏和肠道损伤的因素包括穿刺次数及穿刺手法、穿刺肾盏时路径的选择(例如,选择从跨度大的位置或肋间进行穿刺)、窦道的大小、解剖变异(例如,异位肾脏、间位结肠)以及患者体质消瘦(由于缺乏腹部脂肪)。但是这些可疑危险因素只是推测,因为发病率较低,而正式的研究很少。

小肠损伤是很少见的, 但是临床上可以立刻表现为与手术过程不相称的难以忍受的疼痛(如本例患者)。随后可出现肠道梗阻、麻痹性肠梗阻、腹膜炎、败血症或体液和电解质失衡等症状。有文献报道,一旦出现小肠损伤可选择保守治疗,禁食和进行肠外营养,类似于肠皮肤瘘的治疗。不能自行愈合的情况下主张手术治疗(例如,放疗性肠炎,相关炎症病变,异物置存、远端梗阻)。

移植肾脏造瘘术的并发症通常类似于常规肾脏造瘘术的并发症(例如,败血症、出血和血管损伤)。然而,目前尚未见任何与肾移植造瘘术导致的肠道损伤相关的文献。

移植肾的体表定位往往在髂窝的位置, 在超声引导下穿刺具有更好的视野,因而可以减少损伤邻近脏器的潜在风险。然而在术后,软组织的肿胀、水肿和出血可能会影响超声诊断。另外,由于小肠的节段性收缩,气体或液体充盈不足,超声也许不能显示其解剖结构。与传统的肾脏造瘘术不同,由于小肠更容易与移植肾毗邻,所以在肾移植穿刺造口术中应注意。在手术前应通过超声扫描进行仔细检查,如果有任何疑问,可以行 CT 扫描来评估潜在的相邻的内脏器官。

要点

- 用超声仔细检查邻近的内脏结构,并选取最安全的方法进行穿刺。
- 如果疑似穿刺区域内有其他器官邻近,可以行 CT 扫描以确定。
- 如果在肾造瘘术后怀疑存在内脏或肠道损伤应立即行 CT 检查。
- 如果怀疑小肠损伤,应联系手术团队以选择最合适的处理方式。

总结

关于 PCN 的操作标准已经发表,但都是基于原位肾脏的数据。尽管有许多文献报道了移植肾造瘘术,但是仍没有确定此术式的操作标准。作者认为,这些应类似原位肾 PCN 术,但是移植肾 PCN 术有额外的手术风险。

虽然移植肾 PCN 术并不难,但是它的定位是可变的。例如,它可能是水平位,可能为肾盏旋转反向,甚至是移植肾横位位置。最初的超声评估是至关重要的。任何可用的 CT 或 MRI 图像对于了解解剖结构均是有帮助的。其次,正如作者提到的,若腹膜或肠袢下垂,盲肠也许会靠近右侧移植肾的上极,这些都应仔细辨认。即便如此,也应在肾盏上极横向穿刺。这不仅有助于避开任何覆盖的腹膜或肠袢, 还可以避开同侧的大血管。如果是原位肾脏PCN 术,下极的肾盏穿刺在解剖学上是最安全的。

　　另外,移植肾的肾包膜明显纤维化,移植肾 PCN 术中扩张和导管插入都比较困难。如果想要顺利置入引流管,可以应用比原位肾扩张时增加 1~2F 型号的加硬导丝和扩张导管。

　　当肠道受到损伤时,保守治疗是最好的。拔除引流管 1 周后,大多数病例的肠皮肤瘘管将痊愈。但是在此期间,必需再次进行 PCN 术或应用输尿管支架置入来保证对肾脏有足够引流,而且这些措施应保留到输尿管梗阻得到缓解之后。与此同时,应严密监测患者的情况,如果有腹膜炎或肠梗阻的症状应及时进行手术治疗。

推荐阅读

Gerspach JM, Bellman GC, Stoller ML, Fugelso P. Conservative management of colon injury following percutaneous renal surgery. Urology. 1997;49(6):831–6.

Mostafa SA, Abbaszadeh S, Taheri S, Nourbala MH. Percutaneous nephrostomy for treatment of posttransplant ureteral obstructions. Urol J. 2008;5(2):79–83.

Ramchandani P, Cardella JF, Grassi CJ, Roberts AC, Sacks D, Schwartzberg MS, Lewis CA. Society of Interventional Radiology Standards of Practice Committee. Quality improvement guidelines for percutaneous nephrostomy. J Vasc Interv Radiol. 2003;14(9 Pt 2): S277–81.

Santiago L, Bellman GC, Murphy J, Tan L. Small bowel and splenic injury during percutaneous renal surgery. J Urol. 1998;159(6):2071–2; discussion 2072–3.

Winer AG, Hyams ES, Shah O. Small bowel injury during percutaneous nephrostomy tube placement causing small bowel obstruction. Can J Urol. 2009;16(6):4950–2.

病例 24

肾动脉支架植入术后肾动脉出血

摘要

　　本病例描述了肾动脉支架植入术后肾动脉出血,在不能进行选择性动脉栓塞的情况下,为了挽救患者生命,行肾动脉主干栓塞治疗。

病史

　　患者男,77 岁,因左侧肾动脉严重狭窄就诊,行左侧肾动脉支架置入术。既往史包括房颤和慢性肾功能不全。患者因肾功能不断恶化和进行性肺水肿而进行支架置入。

　　术前对双侧肾动脉进行 CT 血管成像(CTA)检查,显示左侧肾脏大小正常,但左侧肾动脉起始处重度狭窄;右侧肾脏偏小,同时也存在右侧肾动脉狭窄。

手术过程

　　首先尝试从左侧腹股沟置管进入左侧肾动脉未果,然后用 6F 动脉鞘进行两侧股动脉的穿刺置管。术中注射 5000U 的肝素。左侧肾动脉预扩张到 4mm 后,置入 6mm×20mm 肾动脉支架,效果理想,术中也没有出现任何并发症(图 24.1)。

　　10 小时后患者病情恶化,血压不稳定,伴有腹胀。腹部增强 CT 证实肾周有大量血肿,且动脉期见大量造影剂从左侧肾动脉上极快速地外渗。

　　立刻对左侧肾动脉再次进行血管造影, 显示左肾上极的 1 个小分支出

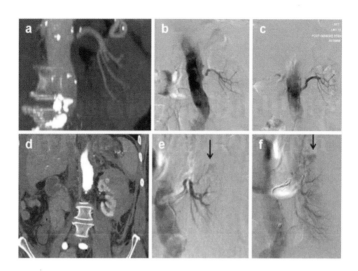

图 24.1 (a)冠状位 CT 显示左侧肾动脉狭窄;(b,c)支架置入后造影证实没有急性并发症;(d)支架置入后 10 小时 CT 扫描显示肾周有大量血肿,疑似支架周围出血;(e,f)血管造影显示出血来自肾动脉分支(箭头所示)。

现急性出血。由于在进行肾动脉支架植入时导丝并未进入该动脉分支,因而出血并不是由导丝创伤或支架放置所致。由于肾动脉主干走行迂曲及上极出血血管开口辨别不清,多次尝试选入该分支动脉都不成功。

在危及患者生命的情况下,医生决定使用多个弹簧圈对肾动脉主干进行栓塞。最后血管造影术证实肾动脉闭塞,没有再发现活动性出血。

讨论

肾动脉支架置入术是一个并发症发生率较低的相对安全的手术。术后出血的并发症也不多见。文献报道的相关并发症包括穿刺部位出血、假性动脉瘤、造影剂相关性肾病、远端栓塞、肾动脉破裂、肾动脉夹层和肾动脉血栓形成。其中,肾动脉相关并发症发病率约为 4.2%,术后所有并发症发病率约为 6.1%。

此病例中,因为出血发生在左肾上极的 1 个小分支,出血的原因可能是再灌注损伤。具体的病理、生理机制尚不明确,但考虑其与经皮肾动脉介入后肾动脉主干的高灌注有关。

Spetzler 等在颈动脉支架置入后脑循环的研究中提出正常灌注压被打破的理论。其认为肾动脉高灌注的机制是由于肾动脉长时间闭塞或狭窄后低灌注引起的肾动脉分支代偿性扩张以及自身调节功能受损。血管再通后，由于压力的增高对已经失去正常自我调节功能的远端动脉床产生了高灌注。在这种情况下，肾动脉分支血管异常的高灌注可能导致破裂出血。

肾动脉支架置入后出血的危险因素包括高龄(>60 岁)、血管重度狭窄伴有较差的侧支循环、一侧血管慢性灌注不足、术前和术后高血压、糖尿病、全身动脉粥样硬化、冠状动脉疾病、肥胖、小肾和围术期抗凝或抗血小板治疗。支架置入后的高灌注很难预测，如果与颈动脉、颅内循环类似，围术期内严格控制血压和术后即刻控制血压或许有益。

肾动脉支架置入后出血比较少见。如果全身血压突然上升，肾小动脉更容易破裂。包膜下出血或血肿形成在没有血压变化的情况下可以采取保守治疗，必要时可进行栓塞。在这个病例中，由于患者的血流动力学不稳定和肾动脉迂曲意味着选择性栓塞是不可能的，而更适合采取肾动脉主干栓塞，并且也取得了成功。

要点

- 介入手术术后血流动力学不稳定多意味着出现严重并发症，通常提示出血;但也应考虑其他原因,例如,败血症和与手术不相关的心脏病变。
- 应立即行动脉期 CT 扫描。
- 如果无法行 CT 扫描,应立即行导管造影术。
- 应尽可能地选择性栓塞。如若不可行,应行近端栓塞,此时保命比保留器官功能更重要。

总结

一般来说,出血是介入手术中最常见和最严重的并发症。出血相关并发症有一些可预测和可控制的危险因素,例如,凝血状态。手术的每个步骤也有自身的高危因素,应仔细研究和控制,例如,股动脉穿刺时穿刺位置高、肾解剖结构变异以及在肾脏造瘘引流或胆管造瘘引流的同时进行肝脏穿刺等都会增加出血风险。关于血管成形术和动脉支架术,根据动脉直径选择合适的球囊扩张或支架是至关重要的。在扩张过程中压力不应超过球囊的爆破压,因为球囊破裂会撕裂动脉。

然而,器官或动脉出血的原因往往是不确定的。正如图像显示,出血点是在远端动脉远离支架的位置。部分病例报道称存在导丝穿孔导致动脉损伤,但这个病例并不是这个原因。作者认为出血是由高灌注引起的,然而这只是一个假设。这个病例提示,在特殊情况下,介入医师可以不只对小动脉进行选择性栓塞。另外,形成包膜下血肿时,我们可以看到更明显的肾出血,这是一种少见的出血情况。由于肾包膜的动脉破裂,肾包膜可以从肾表面分离。在血管造影术中,可见多个远端动脉出血点,一旦发生这种情况,我们要考虑进行肾动脉主干的完全栓塞。

从这个病例我们还可以学到:对每一个病例,介入医师术前都要对患者详细解释可能的并发症。丧失器官功能是介入手术罕见的并发症,但术前也应充分考虑到。

推荐阅读

Axelrod DJ, Freeman H, Pukin L, Guller J, Mitty HA. Guide wire perforation leading to fatal perirenal hemorrhage from transcortical collaterals after renal artery stent placement. J Vasc Interv Radiol. 2004;15(9):985–7.

Kang KP, Lee S, Kim W, Han YM. Renal subcapsular hematoma: a consequence of reperfusion injury of long standing renal artery stenosis. Electrol Blood Press. 2007;5:136–9.

Morris CS, Bonnevie GJ, Najarian KE. Nonsurgical treatment of acute iatrogenic renal artery injuries occurring after renal artery angioplasty and stenting. AJR Am J Roentgenol. 2001;177(6):1353–7.

Spetzler RF, Wilson CB, Weinstein P, Mehdorn M, Townsend J, Telles D. Normal perfusion pressure breakthrough theory. Clin Neurosurg. 1978;25:651–72.

Xia D, Chen SW, Zhang HK, Wang S. Renal subcapsular haematoma: an unusual complication of renal artery stenting. Chin Med J (Engl). 2011;124(9):1438–40.

病例 25

肿瘤栓塞后发热：感染与栓塞后综合征

摘要

本病例探讨了因神经内分泌肿瘤肝脏内转移，行肿瘤栓塞术后脓肿的形成和治疗。除治疗策略外，还探讨了脓肿形成和栓塞后综合征的特征。

病史

患者男，65 岁，临床确诊神经内分泌肿瘤(NET)，因广泛肝转移就诊于介入科。医师评估后计划对肿瘤进行介入栓塞。介入的目的是为了控制肿瘤的体积，而不是缓解类癌综合征的症状。

手术过程

股动脉穿刺并置入 5F 血管鞘，通过腹腔干进入肝总动脉。造影显示肝右叶存在一个血供丰富的大肿块。用 2.7F 的微导管超选右侧肝动脉，用 100~300μm 的 PVA 颗粒对肿瘤进行栓塞。血管造影完成后显示右侧肝动脉血流被阻断，而肝左动脉以及左、右门静脉分支的灌注正常。

由于栓塞后综合征，患者住院时间延长，接受了 1 周以上的术后治疗。出院之前的 CT 扫描证实了原肿瘤部位形成空洞和坏死。5 周后，由于弥漫性腹痛、高热以及嗜睡，再次住院。

起初的胸部 X 线(图 25.1a)和随后的平扫 CT(图 25.1b)均显示在肝脏中可见一个巨大的空洞(存在一个气液平面和典型的"肥皂泡"特征)。鉴于

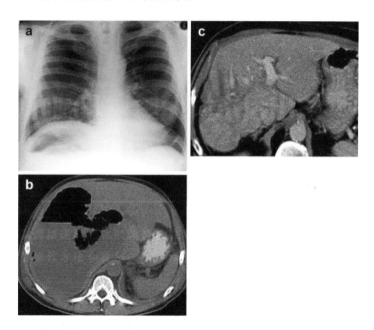

图 25.1　(a)肿瘤栓塞 6 周后胸部 X 线;(b)肿瘤栓塞 6 周后 CT;(c)放置引流管 3 个月后的 CT。

患者的临床表现和炎症的相关检查阳性,考虑诊断为肝脓肿。

　　因空洞中存在大量的气体,无法行超声检查,但是成功通过肋间穿刺置入 12F 猪尾引流管,快速引流出脓液。持续引流 8 周,间断应用超声对液体量进行评估。

　　当只剩下少量脓液,无法进一步引流后,拔除引流管,患者好转出院。3个月后的 CT 扫描显示肝右叶萎缩,肝内转移瘤体积缩小(图 25.1c),并且在这个阶段患者没有临床症状。

　　但是,5 个月后 CT 随访显示肝转移瘤进展,数月后患者死亡。

讨论

　　肝动脉栓塞后形成脓肿的发生率约为 1%,如果存在胆管支架或之前进行过胆道改道术,这个风险就会增加。此病例中,神经内分泌转移瘤进行介入栓塞后形成肝脓肿,需要经皮引流是非常罕见的。当对神经内分泌瘤肝脏转移进行介入栓塞时,栓塞导管的位置要合适,这样可使肝脏 1~2 段的肿瘤病灶得到选择性栓塞治疗。一般情况下,栓塞的体积不应超过肝脏的 1/3,这样可减少严重的栓塞后综合征的发生风险和(或)脓肿的形成。对任何靶器官进行栓塞时,都应小心进行,造影显示靶器官血流明显减少时,需停止操作。最好在开始栓塞之前进行造影以确定微导管前端的位置,并在广泛栓塞时随时进行血管造影来追踪并掌握栓塞进度。

在此病例中,大量的 PVA 颗粒短时间内非选择性注入右侧肝动脉。幸运的是,血管造影显示,虽然右侧肝动脉完全阻断,但左侧肝动脉及门静脉是畅通的,而且没有肝外异位栓塞的迹象。

使用较小的栓塞颗粒($100{\sim}300\mu m$)能更好地渗透到肝脏肿瘤的中心,产生更多的肿瘤坏死。肿瘤坏死是控制肿瘤生长的重要因素。然而,使用较小的颗粒($<300\mu m$),尤其是在这个病例中使用非超选择性栓塞,应注意是否存在非肿瘤部位的肝脏栓塞以及是否影响胆管系统的血运。当一个体积较大的正常肝脏组织被栓塞时,在围术期应用抗生素也许是必要的。

要点

- 过度栓塞肝动脉可能导致肝脏严重的缺血。为了使较大的病灶能有效栓塞且可达到损伤最小化,需要耐心进行超选择血管造影和栓塞。
- 栓塞后肿瘤坏死是必然的,其 CT 表现与肝脓肿相似,应根据临床表现进行区分。
- 超声引导下穿刺引流安全有效,但空洞内如有气体,会影响超声的视野。如上述病例,如果超声引导效果不佳,则需要在 CT 引导下进行穿刺。
- 脓肿的引流可能需要较长时间,所以引流管在皮肤上需要固定好。
- 起源于肝固有动脉的胆囊动脉被栓塞后,由于胆道缺血可造成胆源性脓毒症,与肝实质脓肿是不同的。

总结

　　栓塞后综合征(PES)是常见的并发症,但发病机制尚不明确。其主要表现是恶心、轻度体温升高和栓塞部位疼痛。其确切病因尚不清楚。血液检查表现为C反应蛋白、红细胞沉降率和白细胞计数升高。这些特征类似于感染,因此给我们提出一个临床难题——这到底是栓塞后综合征还是感染?通常,48小时后PES症状将开始改善,恶心、疼痛会减轻,低热(通常约37.5℃)可能会持续4~5天。

　　根据肿瘤或受累器官的不同,栓塞后脓肿占所有病例的0.3%~4.8%。作者认为,影像检查作用有限。在1~2天内,梗死区域将释放气体(梗死组织释放氮气),甚至显示周围或边缘强化,因此很难和肝脓肿鉴别。起初的临床治疗方案是给予退烧药和止吐药。同时,应做血细胞培养,除非有证据提示伴有其他感染,一般不推荐使用抗生素。如果患者的临床状态(症状和急性期检验指标)继续恶化,那么应怀疑是栓塞后脓肿。在这种情况下,通常有必要使用大孔径的导管进行引流。

　　目前尚不能证明预防性应用抗生素可以减少脓肿的发生率,但是在栓塞过程中可以应用抗生素。用短疗程的激素可能会抑制PES,但这并不是一个常规的治疗手段。使用其他抗炎药(如非甾体抗炎药)抑制PES虽然没有依据,但可能有效。

推荐阅读

Angle JF, Siddiqi NH, Wallace MJ, Kundu S, Stokes LA, Wojak JC, Cardella JF. Quality improvement guidelines for percutaneous transcatheter embolization. J Vasc Interv Radiol. 2010;21:1479–86.

Bissler JJ, Recadio J, Donnelly LF, Johnson ND. Reduction of postembolization syndrome after ablation of renal angiomyolipoma. Am J Kidney Dis. 2002;39(5):966–71.

Mezhir J, Fong Y, et al. Pyogenic abscess after hepatic artery embolisation: a rare but potentially lethal complication. J Vasc Interv Radiol. 2011;22:177–82.

Stewart MJ, Warbey VS, et al. Neuroendocrine tumours: role of interventional radiology in therapy. Radiographics. 2008;28:1131–45.

病例 26

射频消融术和肝动脉化疗栓塞术后肝动脉-门静脉瘘和肝内出血

摘要

本病例讨论了肝脏射频消融术(RFA)后肝动脉-门静脉瘘的治疗方案。患者进行了射频消融和经动脉化疗栓塞的联合治疗,血管造影可以显示瘘口,采用弹簧圈进行栓塞。

病史

患者男,68岁,非酒精性脂肪肝(NASH)后继发肝硬化和疑似孤立的肝细胞癌(HCC),计划采用射频消融术(RFA)和选择性肝动脉化疗栓塞术(TACE)联合治疗。治疗前增强CT显示肝右叶存在富血供性肿瘤,考虑为肝癌。

手术过程

常规穿刺右侧股动脉置入5F鞘管,应用4F SIM2导管经腹腔干选用肝总动脉。造影显示肝右叶上部(7段)富血供肿瘤,与CT显示一致。将2.7F微导管插入肝右叶上升支。

然后在超声引导下,使用14G RFA针通过合适的肋间途径穿刺到达肝右叶上方的肿瘤。消融约15min,然后将RFA齿状探针撤回,并在撤回消融针的同时对针道进行消融。

随后再通过微导管进行血管造影显示已知的病变区域仍有血管供血,

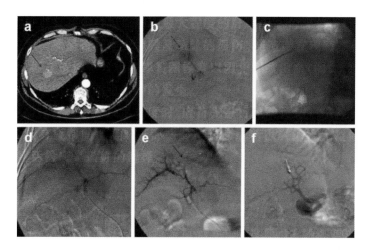

图 26.1 (a)肝右叶肿瘤增强影像(箭头所示),与血管造影显示的富血供区域相符(箭头所示);(b)进行 RFA 和 TACE 联合治疗。首先进行 RFA 治疗;(c)RFA 后血管造影显示 RFA 针道的小囊状造影剂外溢;(d)TACE 血管造影后,观察到动脉瘘(e,箭头所示);(f)弹簧圈栓塞后。

同时显示沿着 RFA 针道有造影剂外渗。考虑虽沿着针道有少量出血,但血流动力学稳定,因此选择继续进行 TACE。总共应用 75mg 阿霉素,混合 100~300μm 载药微球,经微导管缓慢注射。最终血管造影显示,病变区血管分布有所减少,实质性出血也停止,但在肝动脉和门静脉二级分支之间的消融区域的外侧,显示存在动脉-门静脉瘘。这种病变没有引起任何明显的临床症状,但其显然是 RFA 的另一个并发症。考虑到动静脉瘘有出血的倾向,因此,通过微导管使用 4 枚弹簧圈对瘘口进行栓塞,血管造影显示动静脉瘘的供血动脉几乎完全闭塞,瘘口也不存在其他供血。术后 1 个月和 3 个月分别复查增强 CT,未发现原肿瘤复发或出现新发肿瘤。

讨论

　　在肝脏肿瘤经皮射频消融术中或术后出现的并发症非常罕见,通常与病变区域非常接近肝门或相邻肠道相关。据报道,胆源性脓毒症的发生率很低,除非是在射频消融术之前,患者接受过胆管肠旁路手术。穿刺针道出血在射频消融术中也是非常罕见的,肿瘤沿针道种植转移的概率<1%。最危险的并发症无疑是发生胆囊、胃或结肠的热损伤。要注意相邻器官的边缘和消融区域边缘之间需留下至少 1cm 的安全距离。在影像学的精确引导下避开相邻的空腔脏器至关重要,由此可减少此类并发症的发生。

在这种情况下,尽管使用针道消融技术,但在 RITA 探针回撤的几分钟内,沿着消融道会有少量血液和对比剂流出。如果原来没有在肝动脉置管,则不会进行血管造影,那么少量的渗漏可能不会被发现。TACE 后动静脉瘘的出现可能反映了由于病变区域的供血小动脉栓塞而导致的血流动力学变化。当然,这种动静脉瘘既可发生在经肝的手术中,也可发生在慢性肝病中。动静脉瘘被认为与肝出血相关,在 TACE 后进行额外的弹簧圈栓塞较易于实施。

要点

- 射频消融术在治疗和预防出血方面非常有效, 但需要意识到偶尔也会失败。
- 在手术结束时, 应用肝脏超声可以检测出被膜下和肝脏周围的出血或渗液,血管造影也可以检测,如上述病例。
- 轻微出血可以选择保守治疗。
- 有些病例,可以进行弹簧圈栓塞,但这将妨碍 TACE 在同一区域的再次治疗。

总结

当介入手术后出现并发症时, 术者有责任决定是继续观察或是积极治疗。如果出现并发症后,患者即刻就有临床症状,那么决策很容易,必须进行治疗。当并发症是微小症状或症状早期时,术者只有靠其自身的判断和经验来决定是否采取积极的措施。而笔者只能建议选择相对安全和简单的补救措施。如上述病例,导管介入是优先考虑的,因为对患者进行栓塞,额外的风险较低。

推荐阅读

Choi D, Lim H, et al. Liver abscesses after percutaneous radiofrequency ablation for hepatocellular carcinomas: frequency and risk factors. AJR Am J Roentgenol. 2005;184:1860–7.

Ginat D, Saad W. Bowel displacement and protection techniques during percutaneous renal tumour thermal ablation. Tech Vasc Interv Radiol. 2010;13:66–74.

Park HS, Lee SH, et al. Post biopsy arterioportal fistula in patients with hepatocellular carcinoma: clinical significance in transarterial chemoembolisation. AJR Am J Roentgenol. 2006;186:556–61.

病例 27

腔静脉滤器突出到主动脉的处理

摘要

本病例讨论了当下腔静脉滤器远端的锚钩嵌入到血管壁时，手术取出这种滤器一些方法。

病史

患者女,18 岁,为了取出下腔静脉(IVC)滤器而就诊。8 个月前,患者曾于外院放置了"Celect(Cook)"下腔静脉滤器。手术前进行了门静脉 CT 扫描(图 27.1),发现滤器穿过腔静脉并且可能穿过主动脉。

手术过程

因为患者很年轻,所以术者决定尝试取出滤器。在手术前,准备了动脉血管闭塞球囊和合适的支架,确保一旦发生主动脉出血即有补救方案,同时向血管外科医师进行了咨询并准备了应急预案。

该手术由右侧颈静脉穿刺入路,尝试应用经典方法取出滤器,即用圈套器抓捕滤器,但并未成功。在右侧颈静脉内再穿刺置入另一个鞘管,通过第二个鞘管引入一个塑性弯曲的导管,尝试使用导管取出。使导管穿过滤器下方然后翻转,使用抓捕器抓捕导管头端,希望能够以此移动滤器,从而使滤器支臂的锚钩从血管壁上脱落。

但这种方案也失败了。因此,再通过右侧股静脉入路。在滤器的 2 个突出于血管壁的支脚之间引入 1 个 8mm×40mm 球囊导管,从头端向尾端充盈

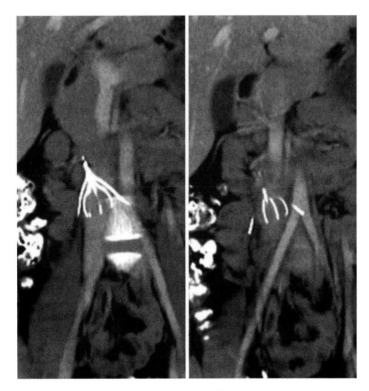

图 27.1   门静脉相 CT 显示倾斜的 IVC 滤器,毗邻静脉侧壁,一些支臂突出在腔静脉的范围之外。更特殊的是,在主动脉分叉处,滤器的左侧分支的支臂已经跨越了主动脉的右侧壁。没有发现腹膜后出血或主动脉假性动脉瘤。

球囊,试图使滤器的锚钩从血管壁脱落。另外一名介入放射科医师同时从颈静脉入口尝试抓捕滤器(图 27.2)。

经过 5 个小时的尝试仍然不成功,最终放弃了取出滤器。患者顺利恢复,24 小时后出院。由于患者比较年轻,专家团队决定不予长期药物抗凝治疗。

讨论

IVC 滤器在过去十年内不断发展,大多数滤器可以被取出。然而,滤器仍然易于倾斜并且其框架可以穿透腔静脉。倾斜的滤器也易于将头部尖端

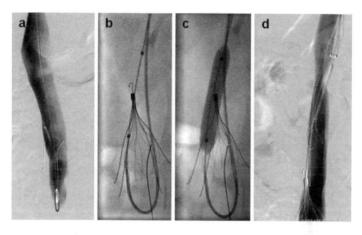

图 27.2　(a~d)尝试多种方法游离嵌入血管壁的滤器头端和支臂。无论是圈套器(b)还是球囊辅助(c)都不能使滤器松动取出。

嵌入血管壁内。这个尖端是可取出滤器的关键部位,其嵌入血管壁可能会给取出滤器的过程带来困难。早前的文献中已经介绍了许多技术用于取出滤器,包括在上述病例中提及和使用的技术:双静脉通路、环路技术、圈套技术、球囊辅助、光热消融和钳夹技术等。

　　显然,取出滤器最重要的方法是选择合适的导引导管。首先,取出滤器的手术指征应充分。滤器处于良好的位置并且没有像本例患者一样出现倾斜,将有助于其成功取出。对置入临时滤器患者的随访也非常重要,因为这将决定最佳的取出时间。一旦不再需要,腔静脉滤器就应被立即取出,因为它的组件越贴近血管壁,嵌入血管壁内的风险就越高。

要点

- 放置滤器时应尽可能让头端锚钩远离血管壁。
- 滤器的分支不应嵌入到大的、可见的静脉分支(例如,肾静脉或腰静脉),因为这会造成滤器的倾斜。
- 应随访所有置入滤器的患者。不取出滤器的原因 (如果出于医疗需要)应记录在患者的就医记录上,其他患者应被视为可取出。医师应经常随访并制订合理的滤器取出方案。

• 不要忘记这些滤器是两用的(可以取出,也可以永久放置)。如果取出的风险高于优势,则滤器可以永久保留在体内。

总结

可取出(或选择性)的 IVC 滤器适合短期使用,但也可以永久使用。尽管有置入长达 180 天或更长时间后成功取出滤器的案例,但制造商一般会建议在置入后的 6 周内取出。当然,滤器置入的时间越久,支臂或尖端就会越容易嵌入血管壁内,就会越难取出。滤器支臂穿透腔静脉是不常见的,其本身也没有太大临床意义。

滤器穿入时间过长、患者的年龄增大、锚钩嵌入血管壁和滤器倾斜,均容易造成滤器取出失败。尽管在一项大型研究中滤器倾斜已不被视为取出障碍。

取出滤器最简单的方法是钩住滤器尖端的锚钩,之后将滤器从血管壁分离,这种情况失败的原因通常是过滤器倾斜导致。一旦取出失败,可以使用导丝和圈套器创造环路,也可以用一根导管和圈套器连接形成环路,使其穿过滤器形成闭环。形成闭环后回拉,滤器将从腔静脉壁上脱离。同时需注意支臂可能从主体上断裂。扩张球囊可能也能起到一定作用。当球囊扩张时,IVC 和血管壁被分开,滤器的头端或支臂将从血管壁上脱离出来。

虽然上述技术有时仍然不能成功,在这种情况下,滤器可以保留在患者体内。但 IVC 滤器长期置入的结果仍然未知,因此需要后期随访。

推荐阅读

Caplin DM, Nikolic B, Kalva SP, Ganguli S, et al. Quality improvement guidelines for the performance of inferior vena cava filter placement for the prevention of pulmonary embolism. J Vasc Interv Radiol. 2011;22(11):1499–506.

Marquess JS, Burke CT, Beecham AH, Dixon RG, et al. Factors associated with failed retrieval of the Günther Tulip inferior vena cava filter. J Vasc Interv Radiol. 2008;19:1321–7.

病例 28

倾斜 IVC 滤器的回收技巧

摘要

本病例描述了拉直倾斜入腰静脉的 IVC 滤器的技术方法以及各种技术操作图像。

病史

患者男,49 岁,患有慢性肾功能不全,肾移植后出现心律失常,并伴有下肢深静脉血栓和肺栓塞。1 个月内,患者再次出现腹痛,诊断为坏死性胆囊炎和胆结石,需进行手术治疗,外科医师和肾科医师认为患者手术期间需要停止抗凝治疗, 所以考虑行下腔静脉滤器植入术。常规经股静脉入路将 Bard 可回收滤器平稳地放置在肾静脉下方的位置(图 28.1)。胆囊手术 3 周后,准备取出滤器。

手术过程

在取出滤器之前造影图像显示滤器位置良好, 似乎比较容易取回 (图 28.2)。但不幸的是,在更换用于取出的导管时,滤器的顶点横向倾斜嵌入腰静脉,其中 1 个支臂变形。随后用导丝穿过滤器右侧,引入 1 个球囊导管并进行扩张,试图使滤器的顶点从腰静脉中移位,但未成功(图 28.2);后尝试用小的圈套器将滤器顶端拉出腰静脉(图 28.2),但导致该处形成无症状的静脉夹层。

由于发生静脉夹层,准备 5 天后,再尝试取出滤器。第二次手术时,首先

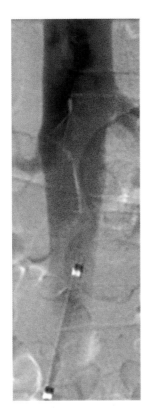

图 28.1　显示位置和方向均良好的 IVC 滤器。

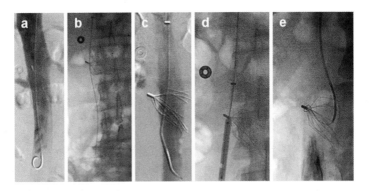

图 28.2　术前静脉造影显示 IVC 滤器位置良好。(c)在取出导管时,滤器已经倾斜,其头端现处于分支静脉;(d,e)显示球囊和圈套器都不能重新使滤器归位并取出;(e)造影显示静脉夹层。

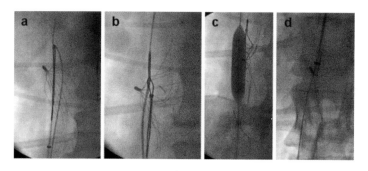

图 28.3　股静脉和颈静脉联合入路。(a,b)圈套技术使滤器支臂的位置变得更差;(c)经股静脉路径插入一个球囊置于滤器下方使其充盈,并由颈静脉途径插入三叶形圈套器将滤器上拉,但取出失败;(d)使用锥形滤器回收套件 Recovery Cone,将滤器拉直。然后使用标准的抓捕器将其取出。

通过股静脉穿刺环-套技术(图 28.3)来尝试拉直滤器,但事与愿违,不但没有拉直滤器,反而使其出现较大的变形(图 28.3b)。随后,尝试从右侧颈内静脉通道使用三叶形圈套器,同时应用扩张球囊从下方向顶点施加向上的压力(图 28.3)。

最后,与上一个方法相似,使用 Recovery Cone（一种滤器回收套件 BARD）替代圈套器,与球囊组合使用。其可捕获顶点和分支之间的连接点。用滤器回收套件的置件拉动滤器将其矫正回到血管腔中,使得滤器头端被捕获,最终完成回收。最后造影图像显示无异常,体外检查滤器完好无损,患者临床疗效良好。

讨论

IVC 滤器的置入和回收都很常用。滤器回收过程中遇到的主要问题是滤器发生倾斜以及与腔静脉壁嵌合。本病例中,由于技术失误导致滤器倾斜,但我们确信滤器的顶点未嵌入静脉壁。由于回收滤器引起夹层的概率不大,因此我们更愿意去积极尝试回收滤器,但这里病例中却出现了静脉夹层。术中我们应用了多种回收技术,最终获得成功。

回收滤器时,医师应首先考虑简单、常规的操作技术,因为此时发生并发症的风险很低。这些技术包括使用标准的单圈套、多圈套和回收套件。

如果滤器发生变形,回收会变得更加困难,需要使用这些常规技术,包括:

1.通过"扭转技术"来调节滤器头端,其中滤器的上部与反向弯曲导管结合,利用导管轻微地旋转和拉动,使其头端重新居中。

2.改进的圈套技术,即应用弯曲导管定位,使鹅颈型圈套器通过带曲度导管从而更容易钩住滤器的头端。

3.环状圈套技术已被广泛应用。这个技术是用一根导丝经颈静脉通过滤器上端,翻转,然后用抓捕器捕获导丝形成一个环路,颈静脉鞘管沿导丝推进,形成一个自制的圈套器,重新捕获并取出滤器。

4.球囊辅助技术,在滤器头端和血管壁之间,应用一个球囊扩张以修正滤器顶端的方向。球囊扩张一般应用于抓捕器捕获滤器头端之前,球囊导管可经股静脉或颈静脉进入。

5.使用不同类型的圈套器以调整滤器的头端。

要点

- 若确定滤器的头端未嵌入血管壁,可以尝试更积极的方法取出滤器。

- 一旦滤器被取出,要确保滤器的所有支臂、头端和锚钩均已完全回收,因为复杂的回收过程通常会导致组件从滤器上脱落。

- 非嵌入的滤器若回收不成功,其原因主要是滤器空间结构改变,这可以通过使用改良的常规技术来解决。

- 应用这些改良的回收技术时,请务必小心操作,不要使滤器、圈套器、导丝和导管断裂。

- 此外,医师必须有心理准备:尽管应用多种方法,但仍存在不能取出滤器的可能性。

总结

在这个病例中有很多教训值得深思。最重要的是尽量快速轻松地回收滤器,如果滤器头端突出到分支静脉中将会增加回收的难度。作者还描述了如何渐进地、灵活地回收已倾斜的滤器。最简单且首选的方法是应用各种圈套器和回收套件来纠正倾斜的滤器。如果失败,则需要使用各种形状的导管或球囊或自制环形圈套。如果这些方案都失败, 则可能要将其作为永久滤器,不再回收。

在这个病例中,滤器在回收期间发生倾斜,突出到腰静脉中,但倾斜也可能发生在肾、肝或性腺静脉中。当腔静脉长轴与滤器长轴的夹角大于 15° 时被定义为滤器倾斜。最常见的滤器倾斜是在滤器置入过程中发生的,发生率为 1%~5%,这种倾斜使其回收变得更加困难,也降低了滤器的使用效果并增加了腔静脉穿孔的风险。避免倾斜是滤器设计者多年的研究方向。尽管多次修改设计方案但仍未能消除风险, 尤其在左侧股静脉入路置入滤器时可能更容易发生。目前也有很多技术可以减少放置滤器时发生倾斜的可能(参见后面的文献)。

推荐阅读

Knott EM, Beacham B, Fry WR. New technique to prevent tilt during inferior vena cava filter placement. J Vasc Surg. 2012;55(3):869–71.

Lynch FC. Balloon-assisted removal of tilted inferior vena cava filters with embedded tips. J Vasc Interv Radiol. 2009;20:1210–24.

Van Ha TG, Vinokur O, Lorenz J, Regalado S, et al. Techniques used for difficult retrievals of the Günther Tulip inferior vena cava filter: experience in 32 patients. J Vasc Interv Radiol. 2009;20:92–9.

病例 29

滤器组件嵌入腔静脉壁的回收技巧

摘要

　　本病例介绍了下腔静脉腔滤器组件嵌入血管壁的回收操作。联合使用球囊扩张术联合颈静脉和股静脉共同入路来移动滤器使其与腔静脉分离,然后回收滤器。

病史

　　患者女,72 岁,患有下肢深静脉血栓,并伴有肺栓塞。服用华法林进行抗凝治疗,但由于患者出现双侧肾上腺血肿,不得不停止抗凝治疗。因此,考虑置入了 Celect(Cook)下腔静脉(IVC)滤器。4 个月后,根据病情可以考虑恢复抗凝治疗,患者咨询是否可以取出滤器。

手术过程

　　最初造影显示滤器是直立的,不存在任何倾斜或夹带血栓的情况。然而,由于广泛性内膜增生,至少 2 个滤器支臂嵌入血管壁(图 29.1a),滤器发生嵌钝。尽管如此,医生还是决定尝试回收滤器。首先,使用球囊扩张血管,尽可能多地将血管壁与滤器分支分离(29.1b)。然后,使用三叶套圈器捕获滤器顶钩(图 29.1c)。通过在圈套器上的牵引力,推入回收鞘最终使其缓慢地套过滤器,被收缩的滤器和周围血管壁产生钝性分离(图 29.1d)回收成功。值得注意的是,在回收前我们需要预先置入股静脉鞘管,一旦出现 IVC 破裂,可以快速进行球囊扩张,以阻止 IVC 出血。

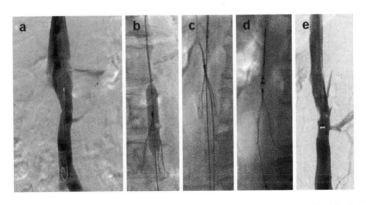

图 29.1　(a)显示位置良好的滤器,但支臂嵌入 IVC 的血管壁中。回收滤器技术上的困难是可以预见的,选择穿刺股静脉和颈静脉联合入路进行操作;(b)进行球囊扩张欲将支脚从腔静脉壁上释放出来;(c,d)通过颈静脉途径捕获滤器顶端,将滤器取出(见正文);(e)显示存在微小血栓,但没有大量的外渗出血。应注意经股静脉入路可以在发生大静脉痛或破裂时迅速置入球囊进行充填。

最终的图像(图 29.1e)显示滤器取出后 IVC 出现轻微夹层,还有少量血栓。患者继续保持抗凝治疗,无后遗症。

讨论

使用可回收滤器的常见问题包括滤器倾斜和组件嵌入血管壁。滤器的顶端嵌入是滤器回收过程中最常见的问题, 但是滤器其他组件的嵌入,例如,滤器的支脚和支臂嵌入血管壁也可导致回收困难,因为嵌入的部分很难回收到回收鞘内。在这种情况下,回收时必须加大回拉力或借助其他力量,这样必然会增加滤器断裂和静脉损伤的风险,例如,血管壁破裂、夹层、管腔塌陷和血栓形成。回收时患者往往表现为明显的腹痛。

滤器嵌钝的主要因素之一是留置时间过长。因此,临床上应尽可能缩短滤器置入和回收之间的时间间隔。此外,最重要的是,置入可回收滤器的患者应由介入放射科医师密切随访。

一旦滤器部分嵌入到血管壁中,回收方法的选择性就大大减少了。除了借助外力,一些团队已经开始使用金属钳分离滤器部分嵌钝的组件,多用于分离嵌钝的滤器头端。此外,最近还有一些团队使用激光辅助鞘管技术。

经过如此有效和(或)复杂的操作之后,还需在体外检查取出的滤器组件是否完整。此外,最终 IVC 造影是必不可少的,因为一旦出现血管的损伤应立即记录并给予适当处理,即使大部分只是采取保守治疗也应及时处理。当然,非常罕见的 IVC 破裂需要立即进行治疗,可能需要球囊压塞或置入支架。然而,更常见的情况是轻微的血管壁损伤,如夹层或血栓形成,这两种情况通常可以通过全身抗凝来治疗。

要点

- 滤器回收无论是否成功,都必须在操作之后进行腔静脉造影。
- IVC 夹层、狭窄和血栓形成等滤器回收导致的并发症通常只需要保守治疗,没有后遗症。
- 在滤器与血管腔壁发生嵌钝的情况下, 不同的滤器需要采用不同的回收方法,弹性金属材料制成的滤器,取出时滤器容易变形,因而其通常对血管壁损伤较小。

总结

血管的内皮化可以非常迅速地覆盖 IVC 滤器的分支。在这种情况下,滤器回收必然是困难的,应考虑应用股静脉和颈静脉同时置管的方法。这可以增加滤器成功回收的概率,同时也可在发生严重静脉损伤时快速引入球囊压道。

IVC 的球囊扩张有助于释放和使滤器支脚移动,但应谨慎进行,因为球囊也可能被夹在滤器中。事实上,任何设备都可能被滤器的支脚和支臂夹住,所以应小心使用。

推荐阅读

Kuo WT, Tong RT, Hwang GL, Louie JD, et al. High-risk retrieval of adherent and chronically implanted IVC filters: techniques for removal and management of thrombotic complications. J Vasc Interv Radiol. 2009;20:1548–56.

Lyon SM, Riojas GE, Uberoi R, Patel J, et al. Short- and long-term retrievability of the Celect vena cava filter: results of a multi-institutional registry. J Vasc Interv Radiol. 2009;20:1441–8.

病例 30

位置倾斜伴组件穿透下腔静脉壁的滤器回收

摘要

　　本病例主要描述位于肾静脉上部、严重倾斜并且穿透嵌钝在下腔静脉管壁的滤器回收过程。

病史

　　患者男,54 岁,因右下肢缺血来院就诊,既往有肺栓塞病史。CT 扫描显示下肢动脉粥样硬化,伴有右侧腘动脉原位血栓形成及下肢低位动脉血栓。此外,发现同侧下肢存在大量深静脉血栓,并且延伸到股静脉及髂静脉(图30.1a)甚至下腔静脉。外科医师建议行下腔静脉滤器置入术,从而可以停止全身抗凝治疗。最终,患者经手术置入 1 枚可回收(Bard)滤器。

手术过程

　　由于右侧髂静脉存在深静脉血栓,所以此次手术选择左侧股静脉入路,血管造影证实下腔静脉也存在血栓(图 30.1b,c)。为了防止血栓脱落造成栓塞,因此决定经右侧颈静脉入路置入滤器。但不幸的是,造影显示血栓已经延伸到了肾静脉,而肾静脉开口与心房–下腔静脉移行处之间的距离非常短,所以当滤器在肾静脉水平之上释放时,滤器所有支脚非常接近肾静脉开口,甚至一部分分支已经覆盖了肾静脉开口,但是如果将滤器上移,其顶端将会位于右心房中。在此情况下,放置滤器后应尽量在最短时间内将滤器取

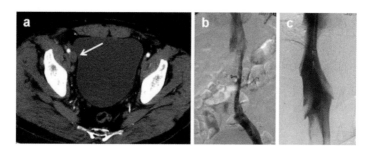

图30.1　(a)右侧髂外静脉血栓(箭头所示);(b,c)血栓延伸到了下腔静脉。

出,防止肾静脉血栓及滤器脱落到心脏中。

　　不幸的是,直到 9 个月后,患者已经进行抗凝治疗后,才打算将滤器取出(图 30.2)。下腔静脉造影发现滤器已经严重倾斜,并且大部分侧支嵌入血管壁,万幸的是下腔静脉血栓消失了。在行滤器取出术时,首先尝试将导丝置于滤器顶端与下腔静脉壁之间,然后沿导丝引入锥形滤器回收套件,试图抓捕滤器顶端但未成功。随后应用球囊辅助技术,仍未成功将滤器取出。"侧支技术"是指先将一根导管推入靠近滤器头端的静脉分支,从中放入抓捕器抓住并拉动滤器头端,最后将滤器取出,但经过尝试,仍未成功。最终,应用"导管–抓捕器"技术先矫正了滤器位置,然后再抓捕滤器,才成功地将滤器取出。

讨论

　　在这个特殊的病例中,由于血栓负荷较大,从而导致不能将滤器置入肾静脉下方。但是,滤器置入后,血栓并没有影响之后的滤器抓捕及取出,因为那时血栓可能已经消失了。

　　有时,滤器的顶端可能会进入下腔静脉的一些小分支中。除了传统的滤器回收技术(扭转、调整抓捕器、圈套抓捕器、球囊辅助技术和钳取技术),本病例还应用了其他的技术——"侧支技术",是通过将导管置于滤器顶端所在的静脉分支开口处,使抓捕器抓捕滤器顶端,纠正滤器顶端位置,然后再捕获滤器顶端,就可以按照常规方式将滤器取出。

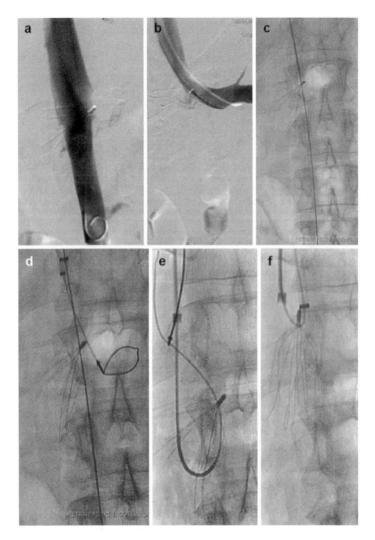

图 30.2　(a,b)下腔静脉滤器发生倾斜,顶端移位到左侧肾静脉中;(c)导丝及鹅颈抓捕器未能成功抓捕滤器顶端;(d)采用侧支技术将抓捕器导管送达左侧肾静脉,但仍然无法将滤器位置矫正;(e,f)导管-抓捕器技术成功地将滤器恢复原位,然后成功取出滤器。

要点

• 仔细观察影像资料,特别是腹部/盆腔 CT 和 MRI,可以为制订滤器置入方案(血栓/栓子的位置、肾静脉的开口等)提供诸多信息。

• 滤器嵌入后影响其他组织的情况是很罕见的, 但是曾有过相关并发症的报道,例如,腹膜后出血或累及其他组织的相关并发症(主动脉、十二指肠、输尿管及胰腺)。

• 滤器侧支嵌入血管壁,没有其他并发症时,也会出现腹部疼痛,但比较少见。

• 即使滤器拦截后有脱落的血栓,这也不影响将来滤器的回收,因为很多患者都会进行抗凝治疗,脱落的血栓将会被溶解。

• 在滤器置入时,应尽量避免滤器的支脚在腔静脉的分支开口处,因为这种情况下会使滤器更易于发生倾斜。

总结

尽管将滤器置于肾静脉水平之上是可行的, 但都是在不得已的情况下才会选择,例如,血栓延伸到了肾静脉下方、静脉发育异常(例如,双下腔静脉)或是肾静脉瘤栓形成(由于肾细胞癌)。如果遇到了上述情况,在滤器置入时应非常小心。滤器置入的最佳位置应是肾静脉开口与肝静脉汇入下腔静脉的入口之间,但是像该病例描述的那样,为了避免滤器发生倾斜或进入分支血管中,具体位置是可以调整的。

为了精确定位滤器释放位置,应进行造影,否则我们无法确认双侧肾静脉及肝静脉汇入下腔静脉的位置。滤器置入后再移位的风险很高,有可能会移位到右心房甚至肺动脉内。如果发生上述两种情况,应制订详细的滤器回收方案,其他方法将会在后面的章节中详细叙述。

推荐阅读

Iliescu B, Haskal ZJ. Advanced techniques for removal of retrievable vena cava filters. Cardiovasc Intervent Radiol. 2012;35(4):741–50.

Kaufman JA, Kinney TB, Streiff MB, Sing RF, et al. Guidelines for the use of retrievable and convertible vena cava filters: report from the Society of Interventional Radiology multidisciplinary consensus conference. J Vasc Interv Radiol. 2006;17:449–59.

Oliva VL, Perreault P, Giroux M-F, Bouchard L, et al. Recovery G2 inferior vena cava filter: technical success and safety of retrieval. J Vasc Interv Radiol. 2008;19:884–9.

Owens CA, Bui JT, Knuttinen MG, Gaba RC, Carrillo TC, Gast T. Endovascular retrieval of intracardiac inferior vena cava filters: a review of published techniques. J Vasc Interv Radiol. 2009;20(11):1418–28.

病例 31

透析分流通道球囊扩张后瘘口破裂

摘要

本病例介绍了动静脉造瘘瘘口狭窄患者行切割球囊扩张术后瘘口发生破裂所采取的处理措施。在此也提供了一些临床上及技术上的注意要点,以便再次遇到类似的紧急情况时,可以做出正确的处理。

病史

患者男,79 岁,终末期肾衰竭,由于肱动脉–贵要静脉的动静脉瘘口功能不良,透析时血流减少,行瘘口超声检查。经多普勒超声证实贵要静脉端存在>75%的狭窄。

手术过程

诊断性瘘口造影证实引流静脉存在较长节段的狭窄(图 31.1a)。动脉吻合口与中心静脉血流通畅。狭窄病变比较适合行血管成形术。

将导丝小心通过狭窄后,沿导丝引入 6mm 切割球囊进行扩张。球囊的腰部充盈良好。复查造影时发现造影剂外溢,提示血管破裂(图 31.1b)。立即插入直径 8mm 的球囊,使其充分膨胀 5~10min 封堵破裂口。复查造影显示仍有造影剂外溢,遂立即置入 8mm 支架覆盖破裂处。经过上述处理,最终成功止血,瘘口处血流通畅,原狭窄处管腔恢复正常(图 31.1c)。

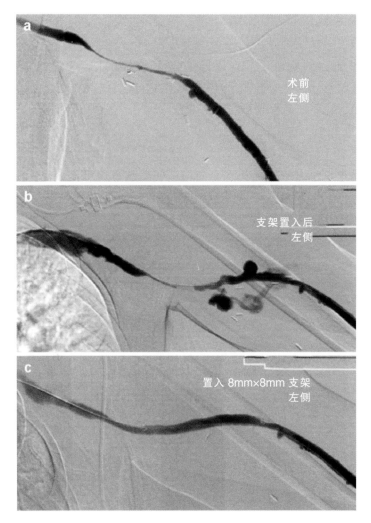

图 31.1 (a)造影显示腋静脉存在较长节段的重度狭窄;(b)切割球囊扩张后复查造影可见静脉破裂;(c)支架置入后出血消失。

讨论

透析瘘口容易发生狭窄,当影响到透析效果时应积极给予治疗。血管成形术对大多数的狭窄是有效的,但常规球囊成形术后易于再复发狭窄。因此,高压球囊或切割球囊是比较好的选择。

切割球囊质地较硬,并且在球囊外部装有 3~4 个纵向的微刀片。球囊充盈时刀片外露 0.1mm, 从而在扩张时可有效切割内膜纤维的增生组织但又不会过度切割。球囊的扩张或泄压应缓慢进行,以便使刀片充分展开,避免造成球囊损伤。切割球囊扩张之后,如有必要,可进一步使用常规球囊进行低压扩张。切割球囊能够获得与常规球囊相同甚至更好的成形效果。Wu 等对使用切割球囊及高压球囊的患者 6 个月后进行随访, 发现使用切割球囊组的通畅率为 71.4%,使用高压球囊组的通畅率为 42.9%,切割球囊的通畅率更高。

使用切割球囊会产生与常规球囊类似的并发症,例如,血管破裂、夹层或假性动脉瘤,文献报道其并发症发生率为 0~5.2%。除上述并发症之外,也有可能发生刀片脱落。缓慢且有梯次的扩张与泄压能够最大程度避免这种并发症的发生。有报道称,在常规球囊扩张之后立即使用切割球囊会增加血管破裂的风险,也有一些专家建议主要使用切割球囊,或在大直径的常规球囊扩张之前应用切割球囊。

根据造影剂外溢程度的不同,可以选择人工压迫、血管内球囊压迫或置入支架等治疗方法。除止血外,血管的长期通畅率是随后要考虑的问题。

要点

- 对于顽固性狭窄,应首选切割球囊。
- 常规球囊扩张失败后,应用切割球囊会增加血管破裂的风险。
- 虽在一些情况下难以避免血管破裂, 但破裂后置入支架仍应作为最后的治疗选择。

总结

血栓形成及血管破裂是介入治疗透析瘘口最严重的并发症。破裂发生时会听到"嘭"的声响或患者的上肢突然出现疼痛加剧及肿胀加剧。一旦发生血管破裂,应立即评估出血程度。如果是较小的破裂出血,在出血得到控制之后,无须进一步处理。对于较大的破裂口,首先应使用球囊封堵。使用长球囊覆盖破裂口后,充盈球囊 10min,可能会使破裂口闭合。有些医师则提倡使用球囊压迫 30min,笔者以前这么用过,或在覆膜支架准备好之前使用该方法。当球囊在体内持续膨胀时,应使用生理盐水持续滴注,防止瘘口处血栓形成。也有一些研究报道称使用切割球囊进行血管成形时,血管往往是线性破裂,使用球囊封堵止血的方法通常无法达到目的。

如果单纯使用球囊封堵无法止血,其他的可选方案是置入覆膜支架或是裸支架,但是应用裸支架成功率的报道参差不齐。

推荐阅读

Aruny JE, Lewis CA, Cardella JF, et al. Quality improvement guidelines for percutaneous management of the thrombosed or dysfunctional dialysis access. Standards of Practice Committee of the Society of Cardiovascular and Interventional Radiology. J Vasc Interv Radiol. 1999; 10(4):491–8.

Bhat R, McBride K, Chakraverty S, Vikram R, Severn A. Primary cutting balloon angioplasty for treatment of venous stenoses in native hemodialysis fistulas: long-term results from three centers. Cardiovasc Intervent Radiol. 2007;30:1166–70.

Bittl JA. Venous rupture during percutaneous treatment of hemodialysis fistulas and grafts. Catheter Cardiovasc Interv. 2009;74(7):1097–101.

Chakraverty S, Meier MAJ, Aarts JCNM, Ross RA, Griffiths GD. Cutting-balloon-associated vascular rupture after failed standard balloon angioplasty. Cardiovasc Intervent Radiol. 2006;28:661–4.

Guiu B, Loffroy R, Ben Salem D, Cercueil JP, Aho S, Mousson C, Krausé D. Angioplasty of long venous stenosis in hemodialysis access: at last an indication for cutting balloon? J Vasc Interv Radiol. 2007;18(8): 994–1000.

Wu C-C, Lin M-C, Pu S-Y, Tsai K-C, Wen S-C. Comparison of cutting balloon versus high-pressure balloon angioplasty for resistant venous stenoses of native hemodialysis fistulas. J Vasc Interv Radiol. 2008; 19(6):877–83.

病例 32

透析分流通道瘘口成形术中球囊破裂、碎片滞留及瘘口内溶栓术

摘要

　　本病例主要叙述透析瘘口血栓形成的手术处理过程。在对该患者行球囊成形手术过程中,球囊发生破裂并且在瘘口内遗留了一些碎片,经过处理最终将碎片成功取出。

病史

　　患者男,45 岁,由于长期经左侧头臂静脉瘘口透析治疗,患者逐渐出现血流速度降低及瘘口处血栓形成的症状。超声显示在吻合口动脉端血栓形成,并延伸至瘘口内,从而导致管腔闭塞。因此决定对该患者进行介入治疗,试图使瘘口再通。

手术过程

　　使用微穿刺针经瘘口动脉端穿刺成功后插入 4F 动脉鞘。造影确定闭塞段后,使用亲水涂层导丝配合 Cobra 导管小心探过闭塞段。在血栓内持续给予重组组织型纤溶酶原激活物(rtPA)15mg,然后使用 6mm×40mm 低压球囊扩张闭塞段。在扩张期间可见一球囊切迹,说明吻合口处存在狭窄,并且可能是血栓形成导致的。

　　置换 6F 动脉鞘,改用 0.018 英寸微导丝,引入 4mm 切割球囊扩张狭窄后,再次使用 6mm×40mm 低压球囊扩张闭塞段。扩张过程中可见球囊切迹

逐渐消失,但是随后却听到了球囊破裂的声音。在试图拉出球囊的过程中,注意到球囊的标记点发生分离,球囊像被拉伸了一样(图 32.1)。所以考虑球囊破裂并且存在碎片残留。

球囊近端及输送系统很容易撤回,然而球囊远端仍然滞留在导丝上,为了将球囊碎片取出,经 6F 动脉鞘插入血管内抓捕器(环形抓捕器),抓捕器同时捕获导丝远端和球囊碎片并一同从动脉鞘撤出, 复查造影显示无球囊碎片滞留且瘘口血流通畅。

讨论

当充盈压力过大时可导致血管过度扩张及球囊破裂。每个球囊都标注有标准压及爆破压。标准压是指球囊在该压力下能够达到其标准直径的压力,而爆破压是指在该压力下球囊有极低的可能会发生破裂(厂商测试了将球囊爆破压的95%可信区间,在该压力下99%的球囊不会发生破裂)。爆破压是使球囊破裂的平均压。因此,当超过爆破压时应格外小心。

在使用球囊扩张支架或病变重度狭窄时, 若球囊的充盈压力超过爆破

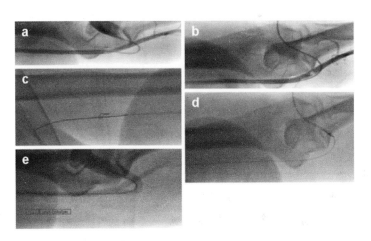

图 32.1　(a)肱动脉及瘘口内造影显示血管闭塞;(b)切割球囊泄压后的造影图像;(c)可以看见球囊远端标记点,而图像内未观察到球囊近端标记点(球囊近端已经撤出);(d)圈套抓捕器沿导丝去抓捕残存的球囊残端,包裹远端球囊碎片后,将其移除;(e)瘘口血流通畅,没有残留的血栓及球囊碎片。

压,球囊常会发生破裂。若球囊经过多次扩张,球囊破裂的风险也会明显增大。现应用的球囊通常是纵向的线性破裂,往往不会产生碎片,所以可以很轻易地将破裂球囊整体拉出。仅有<1%的球囊会发生环形破裂。如果球囊发生环形破裂,那么在回收球囊时就会因球囊皱缩而堵塞鞘管,球囊远端会沿鞘管口脱出。

在该病例中,远端球囊碎片依然滞留在导丝上,从而为圈套抓捕器捕获及取出碎片提供了机会。然而,当球囊碎片为游离碎片时,应使用篮状捕获器或应用抓钳小心地取出碎片。

如果应用血管内技术不能取出时, 应及时行外科手术取出以防止碎片移位到肱动脉,导致远端肢体缺血;或碎片停留在静脉内,导致瘘口堵塞。

要点

- 支架可通过侧支静脉直接进入瘘口而不需穿刺瘘口。
- 在充盈球囊时,不应使压力超过爆破压。
- 球囊环形破裂十分少见,然而一旦出现,仅靠单纯的牵拉很难成功地将其从鞘管中拉出。
- 如果破裂的球囊仍然停留在导丝上, 可以使用血管内抓捕器沿导丝将其捕获并经鞘管拉出。
- 使用篮状抓捕器可以捕获并取出游离的球囊碎片。

总结

抓捕器可以是简单的圈套状,也可以是复杂的网篮状。

在抓捕游离的球囊碎片时,先将圈套抓捕器收入配套的导管内,进入血管后,将抓捕器从导管推出,抓捕器再次变成原来的圈套状,抓捕器包裹球囊碎片后,再次前推导管,圈套将碎片收紧,然后将抓捕器与导管同时经血管鞘拉出即可将碎片取出。

如果球囊碎片仍然固定在导丝上,那么就可以如前文所述,以导丝为轴取出碎片。首先抓捕器从导丝的尾端进入,然后包裹球囊碎片,最后收紧绳套并将导丝和碎片一起拉出血管鞘。

　　在此类操作中,选择适当的血管鞘型号是非常必要的,因为要有足够的管腔容纳抓捕器套件、导丝及球囊。必要时,可以在取出球囊碎片之前置换更大型号的血管鞘。抓取球囊头端比抓取球囊中间更容易将球囊拉入血管鞘。有些情况下,球囊碎片不能完全进入血管鞘,但是只要操作者确认碎片牢固地嵌入鞘内,即可在透视下将鞘管与碎片一同撤出。

　　最后,在结束操作前应再次确认是否已将碎片全部取出。对于不透射线的物体很容易确认其是否残留,但是对于透射线的球囊碎片来说,血管造影才是最佳方法。如果造影不可行,则可以应用超声进行确认。或将取出的球囊拼接起来,查看球囊的完整性也是一种确认方法。

推荐阅读

Nukta E, Meier B, Urban P, Muller T. Circumferential rupture and entrapment of a balloon-on-a-wire device during coronary angioplasty. Cathet Cardiovasc Diagn. 1990;20(2):123–5.

Selby JB, Oliva VL, Tegtmeyer CJ. Circumferential rupture of an angioplasty balloon with detachment from the shaft: case report. Cardiovasc Intervent Radiol. 1992;15(2):113–6.

Vanmaele RG, D'Archambeau OC, Van Schil PE, Van Landuyt KA, De Schepper AM. Ruptured balloon separation during percutaneous transluminal renal artery angioplasty. Eur J Vasc Surg. 1993;7(1):104–6.

Yune HY, Klatte EC. Circumferential tear of percutaneous transluminal angioplasty catheter balloon. AJR Am J Roentgenol. 1980;135:395–6.

病例 33

经颈静脉肝穿刺活检术后出血

摘要

　　本病例描述肝硬化经颈静脉肝穿刺活检后出血的处理方法，并且讨论了一些操作方法和技巧，有助于减少类似并发症的发生。

病史

　　患者男,46 岁,有明确的酗酒史,表现为急性失代偿性肝衰竭,伴有腹水、黄疸及凝血功能障碍。因此,建议患者行经颈静脉肝穿刺活检术及腹腔置管引流术。术前实验室检查提示:胆红素升高(230μmol/L)、血红蛋白降低(85g/L)、血小板计数降低($80×10^9$/L)以及 INR 值升高(2.0)。术前给予患者悬浮红细胞、维生素 K 以及新鲜的冰冻血浆输注。

手术过程

　　考虑到患者存在大量腹水,首先对患者行超声引导下腹腔置管引流,引流出 1000mL 腹水后,再经右侧颈静脉行肝穿刺活检术。将多功能导管超选至肝右静脉后,在超滑加硬导丝的配合下置换出多功能导管,并沿导丝将长鞘头端置于肝右静脉。将活检针经长鞘插入肝右静脉后,通过移动长鞘头端,共取 4 个不同位点的肝组织(图 33.1a)。活检术后,行静脉造影未见造影剂外溢。在术中及术后,患者血压稳定,安全返回病房。

　　术后 6 小时,患者的腹腔引流管中引流出血性腹水,并出现了血压不稳,疑似活检后出血,首先考虑急行腹部 CT 检查明确病情,必要时行介入栓

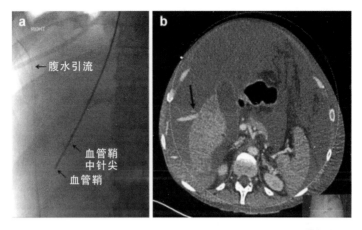

图 33.1　(a)穿刺前血管鞘及活检针的位置。每次穿刺活检前血管鞘回缩约 1cm,头端向其他方向进行 2cm 的调整;(b)活检后,CT 扫描可见肝体积明显缩小,肝包膜处可见活动性造影剂外溢(箭头所示)。

塞治疗,但临床医师认为此时移动患者会很危险。这时的血常规化验显示血红蛋白严重降低(51g/L),血小板计数降低($53×10^9$/L),INR 值升高(2.4)。紧急给予输血治疗,随后患者的血压稳定,凝血功能也得到纠正,决定暂不行腹部 CT 检查。5 小时后,患者病情加重,在给予镇静药物及气管插管后行腹部 CT 检查。结果显示肝脏存在明显的硬化萎缩,并可见肝包膜活动性出血(图 33.1b)。

　　将患者迅速转至介入手术室。经股动脉穿刺时可感觉到股动脉搏动减弱,血液呈稀薄粉红色。超选择性肝右动脉造影证实包膜动脉存在活动性出血(图 33.2a)。使用明胶海绵栓塞肝右动脉后,造影显示原出血动脉停止出血(图 33.2b)。但是栓塞术后患者病情仍不稳定,而且逐渐发展为弥散性血管内凝血(DIC)。尽管在 ICU 内给予生命支持,但患者仍在数小时后死亡。

讨论

　　肝穿刺活检是一种特殊的检查方法, 用来评估肝脏病变的特点及严重性。一般只在经皮肝穿刺活检存在禁忌时(例如,凝血功能障碍、腹水及肝脏移植)才选择经颈静脉肝穿刺活检术。这种技术由于是从肝静脉内获取肝组

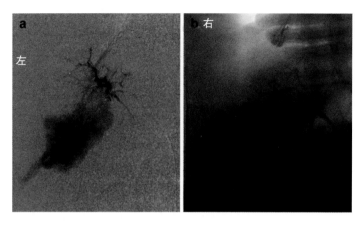

图 33.2　(a)选择性肝右动脉造影显示肝动脉包膜分支活动性造影剂外溢；(b)弹簧圈栓塞肝右动脉，再造影显示出血的包膜动脉分支栓塞良好。

织而不破坏肝包膜，从而可最大程度地降低穿刺出血的风险。避免活检针到达肝周组织是很重要的，因为在活检针穿过肝静脉壁时很容易刺穿肝包膜。

经颈静脉肝穿刺活检的并发症发生率及死亡率很低，概率分别为 0.6%、0.09%，即使对于凝血功能异常的患者来说也是一项相对安全的手术操作。但在肝萎缩的患者中，并发症的发生率明显升高，因为在这种情况下，操作难度及刺破肝包膜的风险会相应增加。

该患者由于凝血功能异常及大量腹水不适宜行经皮肝穿刺活检，而选择了经颈静脉肝穿刺活检术。虽然在术前采取了多种措施去纠正凝血功能的异常，但仍由于操作失误使活检针刺穿肝包膜，从而导致了严重的并发症。如果在术前能了解肝纤维化的程度及肝脏的形态，并且在术中谨慎地获取比较靠近中心部位的肝组织，可能会避免悲剧的发生。

除了操作技术上的失误，在证实了确实存在肝脏出血后未及时行出血血管栓塞也是造成严重并发症的重要原因。在出现急性失血性休克时能够及时纠正凝血功能障碍也很重要。然而在出血没有得到控制的情况下，支持治疗可能是无效的。一旦因出血时间过长而进展为 DIC，介入栓塞的治疗效果往往很差，而且预后不良。

要点

- 在经颈静脉肝穿刺活检术前应行床旁超声以确定肝脏的形态及肝脏边缘的大概位置。
- 通过侧位透视确定导管插入到肝右静脉——肝右静脉在肝脏较后方的位置。
- 在肝穿刺活检术前先行静脉造影确定肝静脉的形态及长鞘的位置。
- 在穿刺结束后行静脉造影明确是否存在肝包膜破裂。
- 当影像确定存在肝出血后应立即行介入栓塞术。只有出血得到控制时,患者病情才能趋于稳定。

总结

通常在由凝血功能异常导致出血风险增高的情况下,选择行经颈静脉肝穿刺活检术,小心谨慎的术中操作可以减少并发症的发生。在导管插入到肝静脉后,应行侧位透视进一步确认导管在肝脏内较后方的位置——导管的位置应靠近患者的脊柱。因此,当长鞘头端指向前方时(利用长鞘头端

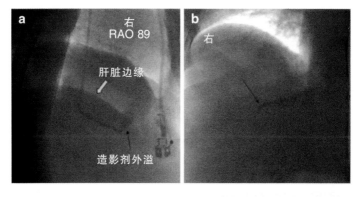

图 33.3 (a)另 1 例肝硬化患者在肝组织活检术后造影可见向肝组织周围腹水内扩散的活动性造影剂外溢;(b)经导管立即放入 1 枚 5mm 弹簧圈进行栓塞,栓塞后造影显示原出血处无造影剂外溢(黑箭所示)。手术全过程患者生命体征平稳。

定位穿刺位点），穿刺针可以获取最大程度的肝组织。每穿刺一针后，都必须复查造影明确是否存在肝包膜及动脉的损伤。当造影发现确实存在出血时，可以立即在造影位置应用弹簧圈栓塞以阻止继续出血（图 33.3a，b）。及时的治疗往往能避免不良事件的发生。

感觉操作存在一定技术难度时，应首先进行风险评估。虽然组织活检对明确诊断有所帮助，但对于那些即使明确诊断也对治疗无益的患者来说，不进行活检应是最好的选择。

推荐阅读

Bravo AA, Sheth SG, Chopra S. Liver biopsy. N Engl J Med. 2001; 344(7):495–500.

Kalambokis G, Manousou P, Vibhakorn S, Marelli L, Cholongitas E, Senzolo M, Patch D, Burroughs AK. Transjugular liver biopsy – indications, adequacy, quality of specimens, and complications – a systematic review. J Hepatol. 2007;47:284–94.

微信扫码

加入【读者社群】
领取【推荐书单】

索 引

共同交流探讨
提升专业能力

─────〜\/〜 **智能阅读向导为您严选以下专属服务** 〜\/〜─────

 高清彩图： 扫码观看高清彩图，更加直观、清晰。

 读者社群： 读者入群可与书友分享阅读本书的心得体会，交流探讨介入放射学相关知识，提升业务水平，马上扫码加入！

 推荐书单： 获取更多医学影像图书推荐，为进一步学习提供参考。

扫码添加
智能阅读向导

📋 **操作步骤指南**

① 微信扫描本书二维码。
② 选取您需要的资源，点击获取。
③ 如需重复使用，可再次扫码，
　 或添加到微信"📦收藏"功能。